EMICRANIA

Reimposta il tuo cervello

Di

JASSICA ROW

Sommario

Capitolo 11 177

Capitolo 1

Cos'è l'emicrania?

Un'emicrania è più di un semplice mal di testa. Rispetto ad altre sindromi di cefalea, è una malattia neurologica paralizzante con sintomi distinti e approcci terapeutici. Secondo l'American Migraine Foundation, almeno 39 milioni di americani soffrono di emicrania; tuttavia, il numero effettivo è probabilmente più alto perché molti malati non ottengono una diagnosi o un trattamento adeguati. La sesta malattia più comune al mondo e una delle principali cause di disabilità, l'emicrania provoca gravi disagi personali e sociali.

L'emicrania è una malattia grave e cronicamente dolorosa. Chi soffre di emicrania sperimenterà attacchi di emicrania, che possono coinvolgere l'intero corpo.

- Male alla testa,
- Difficoltà visive, come vedere luci lampeggianti,
- Sensibilità alla luce, ai suoni e agli odori,
- Fatica,
- sentirsi poco bene,

Persone diverse ricevono sintomi diversi. Durante un attacco di emicrania, potrebbe essere impossibile funzionare regolarmente.

Gli attacchi di emicrania durano in genere tra quattro ore e tre giorni. Alcuni sintomi possono iniziare circa 24 ore prima dell'inizio del mal di testa e durare circa 24 ore dopo la scomparsa del mal di testa. La maggior parte delle persone non manifesta sintomi tra attacchi di emicrania.

L'emicrania è un tipo di mal di testa ricorrente. Inducono disagio pulsante o pulsante da moderato a grave. In genere, il dolore è su un lato della testa . L'emicrania è spesso caratterizzata da dolore lancinante in un'area della testa da quattro a settantadue ore. Alcune persone sperimentano come linee a zigzag o luci lampeggianti prima o durante un'emicrania.

Si ritiene che l'emicrania abbia un impatto su oltre il 10% della popolazione mondiale, è più diffusa tra i 20 ei 50 anni. In un sondaggio completo condotto negli Stati Uniti, il 17,1% delle donne e il 5,6% dei maschi hanno sofferto di sintomi di emicrania.

Capitolo 2

Diversi tipi di emicrania

Con o senza aura?

L'emicrania con aura, precedentemente nota come "emicrania classica" e l'emicrania senza aura sono le due forme più comuni (precedentemente note come "emicrania comune").

Un tipo di emicrania è un'aura di emicrania senza mal di testa. Puoi vedere punti, linee ondulate o luci lampeggianti quando hai un'aura. Il viso, le braccia o le mani potrebbero essere formicolio o insensibili. Ma a differenza di altri mal di testa, l'aura non viene prima.

Alcune persone sperimentano emicranie di entrambi i tipi. A volte hanno un'aura senza mal di testa, ma potrebbero anche avere un'aura seguita da mal di testa.

Le emicranie possono persistere da quattro ore a pochi giorni se non trattate.

I farmaci possono fermare o prevenire l'emicrania. Su questo, il tuo medico può fornirti consigli.

Devi ricevere cure di follow-up se vuoi essere sano e felice. Ricordati di rispettare tutti gli appuntamenti e di chiamare il medico se qualcosa non va. Oltre a tenere traccia delle prescrizioni che stai assumendo, dovresti essere informato dei risultati dei tuoi test.

Quali tecniche di cura di sé puoi usare a casa?

> Se hai preso un antidolorifico prescritto, non mettersi al volante.

> Rimani in una stanza tranquilla e buia finché il mal di testa o l'aura non scompaiono. Assicurati di chiudere gli occhi. Cerca di rilassarti o dormire. Evita di leggere e guardare la televisione.

> Applicare un panno fresco e umido o un impacco freddo sulla zona interessata per 10-20 minuti se si ha mal di testa. Metti un pezzetto

di stoffa tra la pelle e l'impacco freddo.

➢ Applicare un termoforo a bassa temperatura o un panno caldo e umido sulla zona interessata. Questo può aiutare ad alleviare la rigidità del collo e delle spalle.

➢ Massaggiare delicatamente il collo e le spalle.

➢ Quando si utilizzano farmaci, prestare attenzione. Prendi i tuoi farmaci come indicato. Se pensi che ci possa essere un problema con i tuoi farmaci, chiama il tuo medico o la linea telefonica dell'infermiera. Maggiori dettagli sui farmaci precisi che il tuo medico ti ha consigliato ti saranno consegnati.

➢ Evita di usare antidolorifici troppo regolarmente. Se prendi medicine per il mal di testa più di due volte a settimana, parla con il tuo medico. Un sovradosaggio di antidolorifici potrebbe peggiorare il mal di testa.

Questi sono indicati come mal di testa da abuso di droghe.

contrarre l'emicrania

- ✓ Tieni un diario per tenere traccia dell'origine dei tuoi mal di testa o delle tue aure. Prevenendo i fattori scatenanti dell'emicrania, possono essere prevenuti. Ogni mal di testa o aura dovrebbe essere annotato insieme alla sua insorgenza, durata e sintomi di accompagnamento.
- ✓ Nota eventuali sintomi aggiuntivi che potrebbero essere comparsi insieme all'aura. Esempi di questi sintomi includono rispettivamente nausea e sensibilità ai rumori forti o alla luce intensa. Nota se il mal di testa o l'aura si sono verificati durante il ciclo. Fai un elenco di tutte le potenziali cause dell'aura. Alcuni alimenti (come cioccolato, formaggio e vino), odori, fumo, luci intense, stress e privazione del sonno sono fattori scatenanti.

- ✓ Assicurati di seguire le indicazioni su qualsiasi medicinale raccomandato dal medico per l'emicrania. Solo quando si verifica un'emicrania è possibile assumere un farmaco per l'emicrania e dovresti assumere un farmaco per l'emicrania ogni giorno per evitare l'emicrania.
- ✓ A meno che il medico non le abbia detto diversamente, prenda qualsiasi medicinale prescritto per l'emicrania alla prima indicazione di un'aura.
- ✓ Seguire le indicazioni su qualsiasi medicinale per l'emicrania che il medico ha raccomandato. Se pensi di avere un problema con i farmaci, vai dal tuo medico.
- ✓ Crea strategie efficaci per affrontare lo stress. La maggior parte delle persone soffre di emicrania durante o subito dopo situazioni stressanti. Prendi in considerazione i metodi per ridurre lo stress, tra cui la

consapevolezza e la respirazione profonda.

✓ Dormi a sufficienza e fai esercizio fisico regolare. Ma quando ti alleni, non spendere troppi sforzi. Potrebbe darti mal di testa.

✓ Consumare pasti regolari e stare lontano da sostanze che causano frequentemente l'emicrania. Tra questi ci sono l'alcol, in particolare vino rosso e porto, e il cioccolato. L'emicrania può essere causata da additivi alimentari come l'aspartame e il glutammato monosodico (msg). Alcuni additivi alimentari, compresi quelli presenti nei salumi, negli hot dog e nella pancetta, nei cibi in salamoia e nei formaggi stagionati, possono anche causare il cancro.

✓ Limita l'assunzione di caffeina evitando bibite gassate, tè e caffè. Tuttavia, interrompere improvvisamente il caffè può causare mal di testa.

✓ Non fumare e non permettere a nessun altro di fumare intorno a te. Consulta il tuo medico sui programmi per smettere di fumare e sui farmaci se hai bisogno di assistenza per smettere. Questi possono aumentare le tue possibilità di smettere con successo.

✓ Se prendi pillole anticoncezionali o terapia ormonale, parlane con il tuo medico per determinare se possono contribuire alla tua emicrania.

Quando dovresti ricevere assistenza?

Mostri segni di ictus. Ecco alcuni casi:

o Una perdita inaspettata di sensibilità, formicolio, forza o libertà di movimento del viso, del braccio o della gamba, spesso su un lato.

o Improvvisi aggiustamenti della vista.

o Improvvisamente difficoltà a parlare.

Le persone con entrambi i tipi di emicrania sono spesso autorizzate a prendere parte alle stesse prove di ricerca, sebbene l'emicrania con aura non sia stata esaminata così a fondo come l'emicrania senza aura.

La minore prevalenza di emicrania con aura e le difficoltà nello studio dell'episodio stesso dell'aura possono entrambi svolgere un ruolo significativo in questo.

L'aura si vede raramente nelle scansioni di tomografia computerizzata, nonostante il fatto che i pazienti con aura abbiano maggiori probabilità di essere indirizzati alla procedura perché attualmente non esiste un modo praticabile per prevedere o creare il fenomeno.

Inoltre, ottenere una scansione durante un'aura è impossibile a causa della sua breve durata (circa 60 minuti).

Anomalie della sostanza bianca sono state osservate nei pazienti con emicrania quattro volte più frequentemente rispetto alla popolazione generale durante gli studi di imaging, tuttavia l'emicrania con aura e l'emicrania senza aura hanno mostrato cambiamenti strutturali simili al cervello.

Studi precedenti hanno mostrato differenze nella dinamica del flusso sanguigno tra i due tipi di emicrania.

Tuttavia, gli studi hanno recentemente iniziato a differenziare tra emicrania con e senza aura, mostrando una serie di altri importanti risultati:

• Rispetto all'emicrania senza aura, che è più comune, l'emicrania con aura ha spesso una gamma più sorprendente di indicazioni cliniche.

• Rispetto all'emicrania senza aura, l'emicrania con aura è associata a un duplice aumento del rischio di ictus.

• Studi di imaging mostrano che i disturbi strutturali della funzione cerebrale sono più evidenti nei mal di testa associati all'aura.

• I modelli di flusso sanguigno cerebrale dell'emicrania con e senza aura potrebbero differire.

• Le terapie acute e preventive hanno esiti terapeutici abbastanza diversi.

Le aure che accompagnano l'emicrania potrebbero non essere un'entità singolare, secondo gli studi, ma piuttosto una gamma diversificata di sintomi fisiopatologici.

Aure prolungate, manifestazioni con caratteristiche somatosensoriali, disfasiche o motorie e quelle con una predominanza di componenti visive sono alcuni esempi di manifestazioni diverse.

Anche la tempistica dell'aura varia. La maggior parte inizia prima del dolore di un'emicrania, ma diversi tipi di emicrania possono anche iniziare contemporaneamente o senza mal di testa. Mentre l'aura è presente, è meno probabile che vengano segnalati trigger di attacco. Queste discrepanze temporali suggeriscono che la depressione corticale diffusa può contribuire all'aura, sebbene non necessariamente a tutte le emicranie.

Le persone che soffrono contemporaneamente di emicrania e ictus criptogeno hanno maggiori probabilità (79%) di avere un forame ovale pervio, un difetto cardiaco congenito.

Questo peggiora nel 93% dei malati di emicrania che sperimentano anche aure frequenti. È stato dimostrato che la chiusura chirurgica del forame ovale pervio riduce il numero di giorni di emicrania con aura ma non il numero complessivo di giorni di emicrania se usata come farmaco preventivo.

Nonostante il fatto che le risposte al trattamento nell'emicrania con aura siano significativamente inferiori rispetto all'emicrania senza aura, i rimedi raccomandati per entrambi i tipi di emicrania sono gli stessi.

I triptani, il trattamento acuto di prima linea per l'emicrania, sono risultati inefficaci negli studi clinici se somministrati durante la fase prodromica, quando in genere compare l'aura. Le iniezioni di sumatriptan hanno ridotto la durata media di un'aura da 30 a 25 minuti, sebbene questa riduzione marginale non fosse significativamente diversa dal placebo.

Due più recenti farmaci preventivi, memantina e lamotrigina, hanno dimostrato benefici contro l'emicrania con e senza aura. A causa dei suoi vari meccanismi d'azione, il topiramato ha mostrato notevoli promesse nel ridurre la frequenza di entrambe le emicranie con e senza aura. Solo le emicranie con aura sono state collegate a un beneficio con tonabersat.

Ora che si stanno studiando una serie di importanti differenze tra emicrania con e senza aura, ci sono ulteriori prove a sostegno della loro classificazione come malattie separate. Lo sviluppo di nuove terapie per la prevenzione dell'emicrania con aura può derivare da ulteriori ricerche sulle variazioni dei percorsi fisiopatologici.

I mal di testa ricorrenti noti come emicranie sono caratterizzati da dolore lancinante in una particolare posizione della testa. Occasionalmente possono verificarsi aure o sintomi premonitori prima degli attacchi di emicrania. L'aura di un'emicrania è assente in un'emicrania senza aura.

Aure o meno, emicranie, che possono durare da poche ore a molti giorni, possono rendere molto difficile svolgere le attività quotidiane. Gli studenti con emicrania possono saltare le lezioni e soffrire nei loro studi a causa del mal di testa.

Sebbene le emicranie non abbiano un'origine stabilita, si pensa che siano collegate ad anomalie nel cervello. Poiché l'emicrania è frequente nelle famiglie, è possibile che siano coinvolti dei geni. Numerose cose, tra cui esaurimento e mancanza di sonno, stress, apporto calorico insufficiente e cambiamenti ormonali, possono causare un'emicrania.

I farmaci per il trattamento dell'emicrania possono essere ottenuti da un medico. Bere liquidi mentre si è sdraiati in un ambiente tranquillo e buio può essere davvero utile.

Le emicranie sono comuni. La maggior parte di loro è curabile con farmaci e cambiamenti nello stile di vita, nonostante possano essere invalidanti e costringere gli adolescenti a saltare la scuola e le attività. Il modo migliore per curare l'emicrania è stare lontano dalle loro cause quando possibile. Quasi tutti hanno mal di testa. Molti bambini hanno occasionalmente mal di testa.

Come si fa a sapere se un mal di testa è solo un dolore passeggero o indicativo di qualcosa di più grave?

Emicrania

Chiunque abbia mai avuto un'emicrania sa quanto possono essere debilitanti il dolore e i sintomi associati. Leggi cosa scatena l'emicrania, come può essere trattata e cosa puoi fare per evitare di farle in primo luogo.

• SNC (sistema nervoso centrale)

Il comportamento umano è controllato dal cervello, che è stato paragonato al supercomputer nel cuore di una rete di comunicazione vasta, intricata e incredibilmente veloce.

Disagio alla testa

L'emicrania senza aura (mo) e l'emicrania con aura (mw) sono i due sottotipi di emicrania più comuni osservati nella pratica clinica (ma). Ogni sottotipo ha il proprio insieme distinto di manifestazioni cliniche e fattori di rischio di biologia molecolare. L'emicrania segue tipicamente una fase premonitrice caratterizzata da sintomi neurologici, che spesso coinvolgono gli occhi o i sensi. L'emicrania si manifesta in una varietà di manifestazioni aggiuntive rispetto a queste due categorie principali, come l'emicrania vestibolare, oculare e/o addominale. In base alla frequenza con cui si verificano gli episodi, l'emicrania può essere ulteriormente caratterizzata come cronica o episodica.

L'emicrania colpisce circa 38 milioni di persone negli Stati Uniti. Hanno la sensazione di pulsare o palpitare, tipicamente su un lato del cervello. Inoltre, possono causare mal di testa, vertigini e sensibilità alla luce e al suono. E possono essere significativamente più dolorosi del mal di testa medio.

Tuttavia, non tutte le emicranie sono uguali. È possibile che quella di qualcun altro sia molto diversa dalla tua.

Nella maggior parte dei casi, "aura" assume la forma di un fenomeno visivo, come una serie di linee, una forma o un breve lampo. La perdita della vista poteva durare da dieci a trenta minuti. Un altro sintomo è una sensazione di formicolio agli arti. L'olfatto, il sapore, il tatto e persino le parole possono essere tutti influenzati dalla presenza di un'aura.

Circa il 25% di coloro che soffrono di emicrania ottiene anche un'aura. Di solito inizia circa un'ora prima che si manifesti un mal di testa e può persistere fino a quando il mal di testa stesso.

L'emicrania è anche classificata in diversi sottogruppi.

Vedere le aure nel tronco cerebrale

L'emicrania basilare era il nome precedente di questa condizione. Discorso confuso, vertigini, acufeni, visione doppia, instabilità e un'acuta sensibilità al suono fanno tutti parte di questo, insieme ad altri problemi visivi, sensoriali e del linguaggio o del linguaggio.

Le emicranie che hanno origine nel seno basilare sono insolite. È possibile che il medico etichetti la tua condizione "emicrania con aura del tronco cerebrale" per indicare che il tuo mal di testa ha origine lì.

La capacità di una persona di parlare o ascoltare può essere compromessa e possono vedere linee, lampi di luce o punti nel loro campo visivo come risultato di questa aura. Il dolore su uno o entrambi i lati della testa è un altro sintomo che può comparire prima o con queste alterazioni.

I sintomi dell'aura possono durare da due minuti a più di un'ora. A seconda dell'individuo, la fase del mal di testa può durare da poche ore a più giorni.

Coloro che hanno sofferto di attacchi di emicrania basilare sanno quanto possano essere estenuanti in seguito.

Sintomi

Mal di testa che hanno origine nell'arteria basilare Le aure di questo tipo di emicrania possono essere simili a quelle di altri tipi di emicrania. In alcuni casi, una persona potrebbe

- Influiscono sulla tua vista in diversi modi
- Osservando schemi a zigzag o luce fissa
- Cerca punti o stelle
- Avere un'estrema avversione ai rumori forti o alle luci intense
- Sentiti insensibile dappertutto, compresi viso, testa e mani.

L'emicrania basilare ha la sua serie speciale di sintomi. Coerentemente con fonti affidabili, questi includono:

- Sfide nell'esprimersi
- Vertigine
- Tinnito
- Un calo della percezione uditiva
- Immagini speculari

- Controllo muscolare scadente
- Uno stato di coscienza abbassato
- Dolore e formicolio su entrambi i lati del corpo
- Ansia
- Iperventilazione

L'esordio del dolore da moderato a severo è spesso preceduto dall'esordio dei sintomi dell'aura. È possibile che il dolore nella tua testa inizi in un punto e si espanda da lì.

L'allodinia può anche essere causata da emicrania. Il tocco leggero, come gli indumenti che sfregano contro la pelle, potrebbero essere percepiti come dolorosi da coloro che soffrono di allodinia.

I sintomi dell'emicrania possono essere diversi da persona a persona e da un attacco all'altro.

Complicazioni

Le emicranie basilari sono caratterizzate da disturbi sensoriali transitori. Tuttavia, avere questo tipo di emicrania può aumentare il rischio di sviluppare altri problemi di salute, come un ictus ischemico.

La comunità medica ha diverse lacune nella sua comprensione di come l'emicrania con aura sia collegata a un aumentato rischio di ictus.

I farmaci contraccettivi combinati possono aumentare il rischio di ictus ischemico nelle donne che soffrono di emicrania con aura. Pertanto, l'OMS non consiglia alle persone con questo tipo di emicrania di assumere un controllo delle nascite su prescrizione contenente quantità di estrogeni da moderate a elevate.

Il rischio di ictus è aumentato anche dal fumo. Una persona che soffre di emicrania basilare potrebbe decidere di ridurre o smettere di fumare di conseguenza.

Cause

L'emicrania basilare, comunemente nota come emicrania con aura del tronco cerebrale, non ha una causa nota. Tuttavia, questi episodi potrebbero essere innescati da una varietà di fattori ambientali.

Alcune delle cause includono:

- Fatica
- Alcool
- Caffeina
- L'uso dei nitriti negli alimenti
- Perdita di appetito costante
- Illuminazione brillante
- Sentirsi male per strada
- Mancato sonno
- Odori aspri, compresi alcuni profumi
- Cambiamenti improvvisi della pressione atmosferica o di altre condizioni meteorologiche
- Un carico gravoso da sopportare
- Abuso di analgesici
- Compresse anticoncezionali contenenti ormoni

- Cambiamenti ormonali nelle donne
- Interventi per l'ipertensione
- Convulsioni o epilessia

Diagnosi

L'emicrania basilare viene solitamente diagnosticata dopo due o più episodi che soddisfano criteri specifici.

Origine credibile.

L'emicrania basilare può sembrare emicrania emiplegica, tuttavia la differenza è che l'emicrania emiplegica provoca debolezza su un lato del corpo.

I sintomi dell'emicrania basilare sono simili a quelli di altre condizioni più gravi, tra cui as

- Convulsioni
- Danno cerebrale irreversibile
- Meningite
- Paralisi causata da un ictus

Un medico o un neurologo può richiedere una risonanza magnetica o una TAC per escludere tali condizioni.

Trattamento

Il trattamento dell'emicrania basilare consiste spesso nel controllo dei sintomi e nella riduzione del dolore.

Un medico potrebbe suggerire:

> - L'ibuprofene è un tipo di farmaci antinfiammatori non steroidei (FANS).
> - Medicinali usati per prevenire o curare vomito e nausea
> - Se i rimedi OTC non stanno facendo il trucco, il medico potrebbe suggerire qualcosa di più forte. È possibile che ti venga prescritto un farmaco chiamato blocco nervoso per alleviare il dolore.

Se si verificano attacchi di emicrania basilare, è importante prendere precauzioni non appena si notano i segnali di pericolo. I sintomi dell'aura si manifestano prima del dolore nella maggior parte dei casi. Se usati prima dell'inizio del dolore acuto, alcuni antidolorifici e farmaci antinfiammatori tendono ad essere più efficaci.

Ridurre la probabilità di un attacco di emicrania basilare:

Le misure preventive, che un medico può raccomandare, includono:

> - Iniezioni di botox
> - Topiramato e altri farmaci per il controllo delle crisi (topamax)
> - Verapamil (Isoptin) è un farmaco che aiuta ad abbassare la pressione sanguigna.

La capacità di ridurre la frequenza degli attacchi di emicrania può anche essere influenzata da cambiamenti nel proprio stile di vita. Un individuo potrebbe guadagnare da:

- ✓ Non consumare alcol o caffeina, che potrebbero agire come fattori scatenanti.
- ✓ Mantenimento di un programma di allenamento regolare
- ✓ Trovare modi per rilassarsi e distendersi
- ✓ Mangiare una dieta equilibrata e nutriente
- ✓ Mantenimento di un programma di sonno regolare
- ✓ Evitare l'insufficienza alimentare mangiando regolarmente
- ✓ Limitare la tua esposizione al rumore

Inoltre, queste cose potrebbero aiutare chi soffre di emicrania:

- Pratiche che possono essere implementate nella vita quotidiana (come lo yoga)
- Agopuntura

- Tecniche di modifica del comportamento che si concentrano sulla mente e sul comportamento

Quando si verificano sintomi, come quelli di un'aura, potrebbe essere meglio riposare in un luogo buio e tranquillo fino a quando i sintomi non scompaiono. In questa situazione, i farmaci antidolorifici possono aiutare anche se il paziente non ha ancora provato alcun disagio. Rispetto ad altri tipi di emicrania, l'emicrania basilare può essere la più debilitante e difficile da trattare. Tuttavia, gli scienziati affermano che quando le persone invecchiano, la frequenza e l'irregolarità degli incidenti diminuiscono.

Un medico dovrebbe essere consultato da chiunque soffra di sintomi dell'aura in modo da poter escludere altre condizioni più gravi. Inoltre, se perdi conoscenza durante un attacco di emicrania, devi consultare immediatamente un medico.

Episodico

Se soffri di emicrania, probabilmente hai sperimentato questo schema. Significa che hai raramente emicrania, forse da una volta al mese a sette volte al mese. Una forma più grave di emicrania, emicrania episodica ad alta frequenza o emicrania cronica, può essere presente se si verificano mal di testa o attacchi di emicrania più di sette volte al mese.

Più di un miliardo di persone nel mondo soffre di emicrania, che è un disturbo neurologico. Le emicranie sono condizioni croniche che di solito colpiscono una persona per diversi anni. Probabilmente avrai emicranie periodiche per il resto della tua vita.

Le persone con questa condizione spesso sperimentano un dolore debilitante che rende difficile la vita normale.

È possibile progredire o regredire da un sintomo di emicrania all'altro, compreso da mal di testa episodico a cronico. Le emicranie si verificano più frequentemente nelle donne. I loro ormoni sono sempre in movimento, il che potrebbe spiegare questo.

I ricercatori stanno cercando di sviluppare un modo per evitare che l'emicrania diventi cronica, poiché questi mal di testa sono molto più gravi e difficili da trattare rispetto alle loro controparti episodiche.

Cosa distingue un'emicrania episodica da un comune mal di testa?

Le persone spesso scambiano un'emicrania per un forte mal di testa, ma non è così. In genere, il mal di testa non ha sintomi di accompagnamento. L'emicrania è una malattia neurologica con una varietà di sintomi invalidanti, tra cui forti mal di testa.

Quando si ha un'emicrania, il flusso sanguigno nel cervello e nei tessuti circostanti ne risente. Durante un'emicrania episodica, l'attività cerebrale fluttua.

Un'emicrania può provocare un forte mal di testa, tuttavia non è sempre così. Secondo lo studio americano di prevalenza e prevenzione dell'emicrania, solo il 42,3% dei pazienti con emicrania episodica ha avuto un forte mal di testa.

Con l'emicrania episodica, potresti soffrire di sintomi aggiuntivi oltre al mal di testa. Ci sono quattro fasi di un'emicrania, tuttavia non tutti ne soffrono tutte e quattro.

Questi sono alcuni dei sintomi di emicrania più diffusi:

- Nausea
- Vertigini
- Fatica estrema
- Percezione accresciuta di luce, profumo o suono

Il mal di testa è un disturbo frequente che può variare di intensità da moderata a grave.

Se soffri frequentemente di emicrania, con quale frequenza soffri di emicrania rispetto al mal di testa episodico?

Circa 37 milioni di persone negli Stati Uniti soffrono di emicrania. Le distinzioni tra i due tipi di emicrania si stanno ancora sviluppando come scienziati

Il numero di giorni di emicrania in un mese viene utilizzato dai medici per diagnosticare l'emicrania episodica. Se la frequenza mensile dell'emicrania varia da 0 a 14, la tua condizione è considerata episodica.

Le emicranie possono essere episodiche, nel senso che vanno e vengono, o croniche, nel senso che persistono costantemente. Le emicranie croniche sono molto più debilitanti e hanno conseguenze di vasta portata per la vita quotidiana e sono una possibile progressione delle emicranie episodiche. Gli scienziati stanno cercando un farmaco che impedisca all'emicrania di trasformarsi in mal di testa cronico.

L'emicrania cronica è molto più debilitante e aumenta la probabilità che tu abbia problemi medici secondari o anomalie neurologiche. L'emicrania che si verifica almeno 15 giorni al mese per almeno tre mesi, con sintomi di emicrania presenti in almeno 8 di quei giorni di mal di testa, è considerata emicrania cronica.

Emicranie persistenti possono verificarsi meno frequentemente in determinate condizioni. È possibile tornare ad avere mal di testa episodici se si verificano sintomi di emicrania per meno di 15 giorni al mese.

Le stesse cose scatenano un'emicrania, sia che si tratti di un evento occasionale o di un problema costante?

Molte persone che soffrono di emicrania cercano di evitare tutto ciò che può scatenare la loro condizione perché i fattori scatenanti dell'emicrania possono variare notevolmente da persona a persona. In questo contesto, tutto ciò che scatena un'emicrania è chiamato trigger.

Alcuni motivi comuni sono:

- Ansia
- Cambiamenti ormonali nelle donne
- Molto rumore
- Routine di esercizi faticosi
- Certi _
- Farmaco
- Problemi ad addormentarsi
- Illuminazioni scintillanti
- Il tempo può essere imprevedibile.
- Fumare
- Caffeina
- Non mangiare abbastanza
- Fatica

Inoltre, l'emicrania di alcune persone può essere scatenata mangiando cibi particolari. Esempi di delinquenti frequenti sono:

- Formaggi a lunga stagionatura
- Alcool
- Cioccolato
- Alimenti fermentati
- Glutammato monosodico (msg)

- Carne di manzo in scatola o conservata
- Lievito

Molti medici consigliano di tenere un diario per individuare le cause dell'emicrania. Prendi appunti e tieni traccia dei fattori scatenanti non appena noti i sintomi dell'emicrania. Se tieni un diario per un po', sarai in grado di tornare indietro e identificare le situazioni che ti hanno scatenato e imparare a evitarle. In alcuni casi, questo può ridurre la gravità e la frequenza dell'emicrania.

Trigger di emicrania che si verificano solo occasionalmente:

Sebbene i ricercatori non abbiano individuato una singola causa per l'emicrania episodica, hanno trovato una varietà di fattori di rischio che aumentano la vulnerabilità dei pazienti allo sviluppo della condizione. Attualmente sono 37 milioni gli americani, sia adulti che bambini, che soffrono di emicrania. I fattori scatenanti dell'emicrania sono fuori dal tuo controllo, ma esserne consapevoli può aiutare.

Potresti essere più incline all'emicrania se esegui una delle seguenti operazioni:

- L'identità sessuale in cui sei nato.
- Albero genealogico
- Malattie non coperte dal NIH
- L'emicrania è tre volte più comune nelle persone con una femmina assegnata alla nascita. I cambiamenti ormonali sono un noto fattore scatenante dell'emicrania, quindi non sorprende che molte persone soffrano di emicrania in momenti specifici del mese.
- Anche i disturbi dell'emicrania sembrano avere una componente genetica. È più probabile che sviluppi emicrania se qualcuno nella tua famiglia li ha.
- Le emicranie sono più comuni nelle persone che hanno già una condizione medica che aumenta tale rischio. Ansia, tristezza,

disturbi del sonno, epilessia e disturbo bipolare rientrano tutti in questa voce. La maggior parte delle persone che soffrono di emicrania su base episodica non hanno alcuna condizione medica sottostante che spiegherebbe la loro condizione.

È possibile sviluppare emicrania cronica da emicrania episodica?

Gli studi dimostrano che il 2,5% degli individui che soffrono per la prima volta di emicrania episodica va incontro a emicrania cronica. Sebbene le cause rimangano sconosciute, la tua probabilità può essere prevista utilizzando due categorie di fattori di rischio. Esempi di questo sono:

- o Fattori di rischio che possono essere modificati
- o Non facilmente modificabile

Tra i fattori di rischio che non possono essere modificati ci sono quelli come:

- Quanti anni hai?
- Nascere in un genere femminile
- Essere meno istruiti o meno rispettati
- Essere così pallido
- Una persona che ha subito una lesione cerebrale traumatica

Al contrario, affrontare fattori di rischio come questi può ridurre la probabilità di avere emicranie croniche.

- Obesità
- Abuso di droghe

Con la guida di un medico, puoi apportare cambiamenti positivi al tuo modo di vivere. Ridurre efficacemente la possibilità che l'emicrania possa diventare cronica è un risultato diretto di ciò.

Diagnosticare l'emicrania

L'emicrania non può essere diagnosticata con certezza. Invece, il medico si concentrerà sui sintomi, sui potenziali pericoli e sulla salute precedente. Descrivi la gravità delle tue emicranie, per quanto tempo persistono e con quale frequenza si verificano.

L'esame comporterà l'esclusione di altre probabili spiegazioni dei sintomi poiché non esiste un test definitivo per rilevare l'emicrania episodica. Il medico può prescrivere una serie di test diagnostici, inclusi un esame fisico, esami del sangue e imaging (TC o risonanza magnetica). In questo modo, sapranno per certo che hai emicrania e possono aiutarti a evitare più attacchi.

Metodi per il trattamento di emicranie occasionali

Sebbene attualmente non esista una cura per l'emicrania episodica, ci sono diverse opzioni per far fronte al problema. Hanno una serie di opzioni tra cui scegliere a seconda della frequenza e della gravità dei tuoi attacchi di emicrania, nonché del fatto che tu soffra o meno di emicrania cronica. La natura multiforme di molte malattie richiede l'uso di vari metodi e farmaci in tandem.

Curare i pazienti prima che si ammalino

I medici prescrivono farmaci preventivi per ridurre l'insorgenza, la durata e l'intensità dell'emicrania. C'è una vasta gamma di opzioni, ma queste sono alcune delle prescrizioni più comuni dei medici:

- Metisergide
- È la tossina botulinica, sciocco.
- Calcio-antagonisti (un tipo di farmaco per la pressione alta)
- Beta-bloccanti
- Antidepressivi
- Farmaci da prescrizione che prevengono le convulsioni
- Gabapentin, acido valproico, ecc.
- Anticorpi che prendono di mira il peptide correlato al gene della calcitonina (cgrp)
- Il farmaco antiepilettico topiramato (topamax)

Gli attacchi di emicrania possono essere ridotti utilizzando determinate sostanze. Alcuni degli integratori alimentari più comuni sono:

• B2

• Magnesio

•Coenzima

Si prega di consultare il medico prima di iniziare qualsiasi trattamento, naturale o meno.

Interruzione della gravidanza

Se vai da un medico al primo segno di un episodio, ti daranno dei farmaci per fermarlo. L'obiettivo è fermare la progressione dei sintomi in un assalto in piena regola. I farmaci per l'aborto possono anche alleviare parte del disagio e della malattia che possono accompagnare la procedura.

Molti professionisti medici raccomandano l'uso di analgesici come paracetamolo, aspirina o ibuprofene al primo segno di emicrania. Possono anche prescrivere i seguenti farmaci per aiutarti a sentirti meglio:

Medicinali che prevengono la nausea e il vomito

- È la tossina botulinica, sciocco.
- antagonisti della calcitonina; peptidi che bloccano gli effetti del gene della calcitonina (cgrp)
- Ditan
- Bloccanti del recettore della dopamina
- Ergotamina
- Gepants
- Triptani
- Cure di emergenza

La medicina di salvataggio viene in genere prescritta per 7-10 giorni quando una terapia abortiva fallisce. Sebbene non possano impedire l'insorgenza dell'emicrania, alcuni farmaci possono aiutare ad attenuarne gli effetti.

- I farmaci in questa categoria includono:
- Farmaci per prevenire la malattia
- Farmaci per prevenire le convulsioni
- Diidroergotamina, per essere precisi (dhe)
- Rilassanti per muscoli tesi
- Antidolorifici anestetici forti
- steroidi

Il medico può raccomandare farmaci per via endovenosa per i casi gravi che non hanno risposto ad altri trattamenti.

Guarire con un approccio olistico:

La comunità medica sostiene fortemente i pazienti che hanno accesso a una varietà di alternative terapeutiche. Gli attacchi di emicrania possono essere evitati e la loro gravità può essere ridotta o addirittura eliminata, con il loro aiuto. Per determinare quali farmaci sarebbero più adatti alle tue esigenze, ti consigliamo di parlare con il tuo medico di base.

Quando un medico sconsiglia il trattamento dell'emicrania se si verificano solo occasionalmente?

Il trattamento preventivo potrebbe aiutare circa il 38% delle persone che soffrono di emicrania episodica (profilassi). La percentuale effettiva di persone che usano questi farmaci è significativamente inferiore al 13%. Parla con il tuo medico di come ti senti in questo momento per vedere se sono necessarie misure preventive.

Il medico deciderà se è necessario un trattamento preventivo dell'emicrania dopo aver considerato la gravità e la frequenza del mal di testa. È più probabile che il medico prescriva farmaci preventivi se si verificano quattro o più episodi al mese3, soprattutto se i sintomi sono gravi e persistono per almeno otto giorni ogni volta.

I farmaci per la prevenzione dell'emicrania possono avere i seguenti effetti collaterali e rischi:

I farmaci preventivi sono generalmente ben tollerati, ma bisogna sempre considerare il rischio di danni con un determinato farmaco. L'emicrania può essere così debilitante che in molti casi è giustificato correre il rischio di trovare sollievo. Prima di decidere un piano di trattamento, è importante parlare con il medico e parlare dei vantaggi e degli svantaggi di ciascuna opzione.

Per fare solo un esempio, è stato dimostrato che l'amitriptilina ha il potenziale più grave di effetti avversi. Alcuni dei più comuni sono:

- Sedazione
- Percezione confusa
- Stipsi
- Mancanza di produzione di saliva
- Battiti cardiaci anormali
- Tachicardia
- Incidenza di incontinenza urinaria ritentiva
- Malattie del sistema elettrico del cuore
- Ipotensione ortostatica

- Intervallo Qt prolungato
- Mettendo su peso

I seguenti sono possibili effetti negativi di altri farmaci preventivi:

- Nausea
- Tremori
- Difetti alla nascita nel sistema nervoso, noto anche come difetto del tubo neurale (se incinta)
- Debolezza allo stomaco
- Problemi con il richiamo
- Problemi di concentrazione
- Una pietra nel rene
- Riduzione di peso
- Il palato che cambia

Se ritieni che la cura preventiva sia giustificata nel tuo caso, parlane con il tuo medico. Voi due potete valutare le potenziali ripercussioni dannose rispetto ai potenziali benefici.

Quando dovrei vedere un medico?

Meno della metà di coloro che soffrono di emicrania attualmente cercano assistenza medica. Di conseguenza, meno della metà delle persone che soffrono di emicrania riceve le cure di cui hanno bisogno per riprendersi.

Scoprire se la tua emicrania è sotto controllo è fondamentale. Se hai sintomi più di una volta alla settimana, o se non hai trovato una ricetta che ti aiuti, è ora di consultare un medico. Possono aiutarti a trovare una strategia per affrontare le tue emicranie.

Molte persone negli Stati Uniti, giovani e meno giovani, soffrono di emicrania, che è un disturbo neurologico. Gli studi dimostrano che un miliardo di persone in tutto il mondo sopporta l'agonia dell'emicrania. Tra i sintomi vi sono mal di testa che vanno da lievi a gravi, nausea, vertigini, stanchezza e sensibilità a luci intense, odori e suoni.

Sebbene l'emicrania non possa essere curata, sono disponibili diversi trattamenti per aiutare i pazienti a far fronte al dolore ed evitare ulteriori episodi. Fissa un appuntamento con il tuo medico se le tue emicranie episodiche stanno influenzando la tua vita quotidiana e i farmaci non ti aiutano. Il tuo piano di trattamento per ridurre i tuoi attacchi di emicrania sarà sviluppato da questi professionisti.

Si verificano frequentemente:

Questo tipo di emicrania è caratterizzato dall'avere tra gli otto ei quattordici giorni di mal di testa al mese. Aumenta anche il rischio di avere emicrania cronica.

capitolo 3

Quattro fasi di un'emicrania intermittente

Un episodio di emicrania può essere suddiviso in quattro segmenti. Non sempre ogni fase è accompagnata da sintomi distinti. Alcuni individui hanno tutte e quattro le fasi con diversi sintomi, mentre altri ne sperimentano solo uno o due. Considera le quattro fasi dell'emicrania episodica.

Periodo prodromico

La fase prodromica, nota anche come fase pre-mal di testa, indica l'inizio di un attacco di emicrania. I sintomi di questa fase sono in genere indolori e possono manifestarsi ore o giorni prima dell'inizio dell'emicrania.

Durante il periodo prodromico, potresti sperimentare quanto segue:

- Nausea
- Irritabilità
- Aumento della produzione di urina
- Fatica
- Depressione
- Avere difficoltà a dormire
- Difficoltà a concentrarsi, leggere o comunicare
- Sbadigli estremi
- Desideri di cibo
- Luce, odori o sensibilità al suono
- Muscoli rigidi

Fase dell'aura

Durante la fase dell'aura, potresti avvertire alterazioni dell'udito, della vista e/o del linguaggio. Di solito non è presente un'aura prima di un'emicrania, ma sperimentarne una per la prima volta potrebbe essere inquietante. Sintomi della fase dell'aura:

- Compromissioni visive come problemi alla vista

- ➢ Patch cieche
- ➢ E motivi a zigzag
- ➢ Formicolio o intorpidimento alle braccia, alle gambe o al viso
- ➢ Problemi con il linguaggio come parole confuse o confuse
- ➢ Sperimenta disturbi visivi

Molti individui con emicrania episodica imparano a riconoscere un'aura in modo da potersi preparare per la fase successiva prima che inizi. La preparazione può comportare l'assunzione di antidolorifici o l'annullamento dei piani per essere a casa.

Periodo di mal di testa

Alcuni malati di emicrania non hanno mal di testa durante la fase di mal di testa. Il mal di testa può variare da lieve a grave. Alcune attività e sensazioni fisiche possono esacerbare il dolore, quindi molte persone cercano di evitare determinati odori pungenti, rumori forti e luci intense.

Quando si ha un'emicrania episodica, il mal di testa è spesso descritto come palpitante, lancinante o martellante. Inoltre, alcune persone osservano che sembra una grande pressione.

Oltre al mal di testa, la fase del mal di testa potrebbe farti sentire:

> Nausea (con o senza vomito)
> Vertigini
> Congestione
> Ansioso
> Incapace di dormire
> Irritabile
> Sensibile alla luce, all'olfatto o al suono
> Stanco
> Dolore e rigidità al collo

Fase postdromica

Una volta che il mal di testa scompare, inizia la fase postdromo. Questo può generare diversi sintomi ed emozioni, la maggior parte dei quali non sono piacevoli. Alcuni dei sentimenti più diffusi includono:

- Confusione
- Esaurimento
- Sentirsi male

capitolo 4

SESSO, GENERE ED EMIGRANA

In questo capitolo discuteremo le dinamiche di genere e sesso che contribuiscono alla prevalenza del mal di testa epidemico.

- Le donne hanno maggiori probabilità di soffrire di emicrania e tendono ad essere più gravi, frequenti e debilitanti. I sintomi dell'emicrania e le condizioni di accompagnamento possono variare notevolmente da persona a persona. Le donne, in particolare, sono predisposte a sperimentare sintomi di emicrania come nausea, fotofobia e fonofobia. Gli ormoni sessuali, come gli estrogeni, svolgono un ruolo nella patogenesi dell'emicrania. L'astinenza da estrogeni è un noto fattore scatenante dell'emicrania. Altri ormoni, come il progesterone e il testosterone, sono meno conosciuti. In studi sia sull'uomo che sugli animali, i ricercatori hanno trovato collegamenti tra cgrp (l'obiettivo di nuovi farmaci per l'emicrania acuta e preventiva) e gli ormoni sessuali. Le emicranie sono legate alla pubertà, alla gravidanza e alla menopausa/postmenopausa, come dimostrato dalla loro naturale progressione del ciclo di vita. Nel caso dell'emicrania mestruale, l'uso di terapie contenenti ormoni è ancora in discussione. Il rischio di ictus sembra variare sia con la dose di estrogeni che con la frequenza dell'aura, secondo una rianalisi dei dati disponibili. Non ci sono quasi dati sulla prevalenza dell'emicrania tra le persone di generi non binari. La terapia ormonale per ottenere il sesso desiderato ha il potenziale per alterare l'emicrania e altri sintomi associati allo squilibrio mestruale (incluso l'ictus ischemico con dosi elevate di estrogeni).

- Si ritiene che gli ormoni sessuali svolgano un ruolo nella patogenesi dell'emicrania e nella naturale progressione dell'emicrania nel corso della vita di una persona, entrambi fattori che contribuiscono a importanti disparità nell'epidemiologia e nella sintomatologia dell'emicrania. Sono necessarie terapie per l'emicrania mestruale più specifiche ed efficaci. Una revisione completa della letteratura sul rischio di estrogeni e ictus suggerisce che è necessaria una strategia sfumata verso l'uso della contraccezione e della terapia ormonale sostitutiva contenente estrogeni. La ricerca limitata ma in espansione sul legame tra la terapia di affermazione del genere e l'emicrania, nonché le preoccupazioni terapeutiche per gli individui transgender con emicrania, contribuiscono alla nostra crescente conoscenza del sesso e del genere.

Prospettive su sesso, genere e attacco di emicrania

- Nel corso della storia, c'è stata una graduale espansione del consenso sia sociale che scientifico su come concettualizzare sesso e genere. Negli anni '50, lo psicologo John Money ei suoi colleghi inizialmente distinguevano tra sesso e genere, ritenendo che il primo riflettesse le qualità fisiche mentre il secondo era determinato dalle proprie azioni e dalla propria mentalità [1, 2, 3]. Ai fini di questo articolo, utilizzeremo le definizioni ampiamente accettate degli standard dell'American Psychological Association (APA) sull'orientamento sessuale e la diversità di genere, nonostante vi sia spazio per l'interpretazione in queste aree.

- Il termine "sesso" è usato per descrivere il genere biologico di una persona, che potrebbe essere maschio, femmina o intersessuale. I genitali esterni ed interni, così come i cromosomi sessuali, sono usati come indicazioni del sesso biologico.

- Il termine "genere" è usato per descrivere le associazioni socialmente costruite tra gli stati psicologici e comportamentali di una persona e il suo sesso biologico.

- Gli studi medici in genere confondono i confini tra il sesso come realtà biologica e il genere come costruzione sociale. Questa nebulosità ha importanti ramificazioni per la nostra conoscenza della prevalenza e dell'eziologia dell'emicrania, in particolare nei gruppi che non sono omogenei per sesso. La maggior parte degli studi raccoglie informazioni sul sesso o sul genere solo in un formato binario (come femmina/maschio o donna/uomo) e non distingue tra sesso biologico ed espressione di genere. I tratti fisici di un neonato vengono utilizzati per determinare il sesso assegnato alla nascita (saab). D'altra parte, l'identità di genere di una persona non dipende dal suo saab (sebbene spesso coincida con esso) e descrive le sue esperienze soggettive di essere maschio, femmina o ambiguo. La manifestazione esteriore del genere di una persona nel comportamento, nell'abbigliamento, nella voce, ecc. è ciò che si intende per "espressione di genere", che è diversa dall'"identità di genere". Ogni persona ha la propria combinazione unica di queste caratteristiche. L'orientamento sessuale, che è definito come l'attrazione romantica, sessuale o emotiva di una persona verso gli altri, non è un fattore in nessuno di questi aspetti dell'identità. La maggior parte degli studi sull'emicrania non riesce a distinguere tra saab e identità di genere e ancor meno valuta l'orientamento sessuale e l'espressione di genere. Questa prospettiva limita la nostra capacità di accertare se le differenze di genere nella prevalenza dell'emicrania derivano da differenze biologiche, distinzioni ormonali o diversa esposizione alle pressioni psicosociali associate all'identità e all'espressione di genere.

- Questo modo di pensare limita anche la nostra capacità di comprendere l'emicrania nelle comunità GM. Le persone la cui identità o espressione di genere non è conforme alle norme saab sono chiamate collettivamente "gm", una parola ombrello che comprende tutte queste persone. Ciò include, ma non si limita a, le persone che si identificano come transgender, di genere non conforme o che non si identificano con nessuno dei due sessi. La ricerca sull'emicrania nella comunità GM è ostacolata dalla mancanza di studi ampi e ben controllati e dal rischio sostanziale di pregiudizi insito nella ricerca osservazionale a causa della mancanza di informazioni sull'identità di genere al di fuori di saab.

- Sfortunatamente, la stragrande maggioranza degli studi citati tratta il genere e il sesso come intercambiabili e i loro metodi di studio potrebbero non chiarire quale sia stato esaminato. Se non diversamente specificato, i riferimenti a donne e uomini in questo articolo saranno a donne e uomini cisgender (non transgender). Esploreremo l'epidemiologia dell'emicrania, le malattie concomitanti e la sintomatologia in relazione al genere e all'orientamento sessuale. Parleremo anche di come gli ormoni sessuali svolgono un ruolo nella patogenesi dell'emicrania e di come i pazienti possono trarre beneficio da trattamenti che includono gli ormoni. In tutto, evidenzieremo le scoperte relative alla gm e discuteremo brevemente la terapia ormonale di affermazione del genere e le preoccupazioni speciali per l'emicrania negli individui transgender.

Epidemiologia

- Le donne hanno da due a tre volte più probabilità di soffrire di emicrania rispetto agli uomini, sia negli Stati Uniti che a livello internazionale. Oltre ad avere una maggiore incidenza di emicrania, le donne avevano anche una maggiore prevalenza di disabilità correlata al mal di testa, usavano più farmaci da prescrizione e da banco per curare il mal di testa ed erano più propense ad assumere farmaci da prescrizione per curare la depressione o ansia. Sono aumentate anche le visite agli ambulatori e ai pronto soccorso. Mentre più donne che mai stanno entrando nel mondo del lavoro, sono ancora principalmente le donne (anche quelle che lavorano a tempo pieno) ad essere responsabili della maggior parte dei lavori domestici. L'emicrania durante le mestruazioni, che può essere più grave e, di conseguenza, più debilitante, è un altro problema. Lo studio di ricerca ha rilevato alcune tendenze intriganti negli uomini, come la minore prevalenza di diagnosi di emicrania negli uomini e la maggiore prevalenza di malattie cardiache e ictus concomitanti, enfisema e ipertensione rispetto ad allergie, asma, disturbi temporo-mandibolari, ansia e raynaud nelle donne. Gli uomini hanno sperimentato meno attacchi, meno allodinia e meno sintomi dell'aura in generale rispetto alle donne. C'è stato un marcato aumento del rischio di emicrania cronica tra gli uomini con una storia di emicrania episodica. La storia del trauma cranico (più comune negli uomini) può avere un ruolo nel modo in cui diventano gravi le emicranie, tuttavia questo non è stato valutato. Sono necessarie ulteriori ricerche per verificare questi risultati.

La raccolta dei dati per lo studio sui sintomi e il trattamento dell'emicrania in America (albero) è iniziata nel 2016 con l'obiettivo generale di analizzare i sintomi, la diagnosi, la gestione e le comorbilità dell'emicrania; lo studio intende aggiornare le informazioni epidemiologiche sull'emicrania. Simile ai precedenti studi epidemiologici, i dati del 2018 sulle differenze di sesso hanno indicato che le donne sperimentano più menomazioni e giorni di mal di testa più frequenti rispetto agli uomini. Vale la pena notare che il sondaggio non ha raccolto alcun dato che possa essere considerato inclusivo, poiché agli intervistati è stato chiesto di identificarsi come maschio o femmina. Il 63% della popolazione in studio ha mostrato una frequenza di cefalea indicativa di emicrania episodica (1-4 mhd/mese), mentre meno del dieci percento ha mostrato una frequenza di cefalea indicativa di emicrania cronica (almeno 15 mhd/mese). Le donne erano sovrarappresentate nei gruppi con emicrania cronica ed emicrania episodica ad alta frequenza (10-14 mhd).

L'iscrizione online prospettica per l'Osservational Survey of Migraine Epidemiology, Treatment, and Care (Overcome) Research è iniziata nel 2018. Finora, i dati di un campione di oltre 20.000 persone che soddisfacevano i criteri per l'emicrania nella primavera del 2019 hanno mostrato una correlazione tra terapia acuta di alta qualità per l'emicrania e meno giorni di disabilità correlata all'emicrania e una migliore qualità della vita correlata alla salute. Il disegno dello studio ha impedito la raccolta di dati dai membri delle minoranze di genere e i risultati che sono stati suddivisi per sesso e genere devono ancora essere pubblicati.

L'epidemia di emicrania tra le comunità GM è poco conosciuta. Sei documenti relativi al mal di testa (quattro casi clinici e due studi trasversali) sono stati trovati da un'analisi di scoping del 2021 della letteratura sgm in neurologia. Solo lo studio trasversale ha esaminato l'emicrania e solo uno di questi studi includeva anche persone transgender.

Comorbidità nell'emicrania

La comorbidità di un individuo descrive un'associazione tra due condizioni che non è dovuta al solo caso. L'identificazione delle comorbidità nei pazienti con emicrania può aiutare i ricercatori a comprendere meglio la fisiopatologia della malattia, sviluppare trattamenti più efficaci e identificare fattori di rischio precedentemente sconosciuti. Dati epidemiologici recenti dalla ricerca sull'albero indicano che disturbi del sonno, depressione, ansia e ulcera gastrica/emorragia gastrointestinale sono le condizioni di comorbilità più comuni. La possibilità di avere molte condizioni di salute mentale è influenzata da fattori sociali e demografici. La prevalenza dell'ansia da comorbilità si è dimostrata più bassa tra gli adulti sposati, occupati, maschi e anziani (65+). La depressione è anche meno comune tra coloro che sono più anziani, che hanno famiglie, che hanno un'attività lucrativa e che hanno un tenore di vita più elevato. La prevalenza di mhd era positivamente correlata alla presenza di comorbidità mentali e non psichiatriche. Le comorbidità nei pazienti con emicrania gm non possono essere valutate in questo momento a causa della mancanza di dati.

I segni di un attacco di emicrania

- L'emicrania è definita dall'attuale ichd-3 come un mal di testa unilaterale per sede, qualità (pulsante o palpitante), gravità (moderata o grave), durata (maggiore di quattro ore) e sintomi concomitanti (nausea e/o vomito, fotofobia e fonofobia). Alcune persone con emicrania sperimentano più nausea o fotofobia che dolore, mentre altre sperimentano il contrario. I sintomi dell'emicrania come nausea, sensibilità alla luce e ai suoni e una maggiore sensibilità ai suoni sono risultati più comuni nelle donne e gli attacchi di emicrania sono durati più a lungo ed erano più gravi, secondo uno dei primi studi per esaminare l'impatto del genere su sintomi di emicrania. Contrariamente agli uomini, la sintomatologia nelle donne cambia con l'età. Sebbene il termine genere sia utilizzato in tutta la ricerca, non è chiaro se i ricercatori si siano concentrati o meno sul sesso o sul genere secondo le norme apa. Differenze di genere simili possono essere viste nei dati ampp. L'emicrania ha colpito la maggior parte di coloro che hanno risposto (1-4 mhds). I livelli di dolore erano in media quasi gli stessi tra i sessi, tuttavia l'emicrania era più comunemente diagnosticata nelle donne (nausea, vomito, fotofobia, fonofobia, aura visiva). In termini di funzionalità, le donne avevano maggiori probabilità di riferire di aver bisogno di riposo a letto e di aver sperimentato una durata più lunga della menomazione rispetto ai maschi, che hanno riferito di essere in grado di continuare a funzionare e di aver sperimentato un tempo più breve di compromissione post-emicrania.

Sostanze con un ruolo in fisiopatologia

È opinione diffusa che gli ormoni sessuali svolgano un ruolo nelle differenze epidemiologiche osservate nella prevalenza dell'emicrania in base al sesso, sebbene i processi alla base di questo modello rimangano poco conosciuti. Negli ultimi decenni, la nostra comprensione dei meccanismi che producono l'emicrania si è ampliata, rivelando una complessa interazione tra eventi come cambiamenti vascolari, ipereccitabilità, segnalazione di neurotrasmettitori e neuropeptidi e attivazione di reti cerebrali funzionali. Questo articolo discute il ruolo degli ormoni sessuali nell'eziologia e nella fisiopatologia dell'emicrania.

Le cause dell'emicrania

Un periodo premonitore di attività ipotalamica, del tronco cerebrale e corticale precede gli attacchi di emicrania ed è associato a cambiamenti di umore, affaticamento, desiderio di cibo, sbadigli, dolore al collo o sensibilità agli stimoli (luce, suono). L'aura è caratterizzata da sintomi neurologici reversibili (di solito visivi) che si manifestano prima dell'inizio del dolore alla cefalea e si pensa siano causati dalla depolarizzazione corticale diffusa (un'onda di depolarizzazione neuronale). È anche possibile avere un'aura prima o insieme a un mal di testa. Il dolore alla testa si fa sentire quando viene stimolato il sistema vascolare trigemino. Un percorso funzionale, il sistema trigeminovascolare trasmette la nocicezione dalle meningi e dalle arterie cerebrali al complesso trigeminocervicale (tcc) (composto dal nucleo del trigemino caudale e dal corno dorsale cervicale superiore) nel tronco cerebrale, e da lì all'ipotalamo, al talamo e regioni corticali. Il dolore in varie regioni del viso, della testa e del collo è causato dalla convergenza di input sensoriali e nocicettivi dal ganglio del trigemino e da altre strutture trigeminali e cervicali. L'elaborazione corticale dei segnali del dolore è probabilmente la causa alla base dei sintomi dell'emicrania come la sensibilità agli stimoli e i disturbi cognitivi. Il peptide correlato al gene della calcitonina (cgrp), la sostanza p e il polipeptide-38 attivante l'adenosina ciclasi ipofisaria sono tutti secreti nello spazio perivascolare dalle afferenze nocicettive durali in risposta all'attivazione del sistema trigeminovascolare. Questo porta a un fenomeno chiamato vasodilatazione neurogena. Il ganglio trigemino e il nucleo cocleare trigemino sono altre due aree in cui è attivo Cgrp (tcc). Nel caso della sensibilizzazione neuronale trigeminovascolare, la soglia per le risposte viene abbassata mentre l'entità delle risposte alla stimolazione durale viene amplificata. Questo meccanismo può spiegare la qualità pulsante e l'aggravamento indotto dal movimento del dolore emicranico. È possibile che Cgrp e altri fattori contribuiscano. La sensibilizzazione centrale, manifestata clinicamente come allodinia cutanea cefalica ed extracefalica, può derivare dall'attivazione trigeminovascolare cronica.

Stress ed emicrania

Durante la fase luteale (premestruale) del ciclo mestruale, i livelli di estrogeni diminuiscono, il che è legato ad un aumento dell'emicrania. Uno studio recente sui livelli degli ormoni sessuali ha rilevato che i soggetti che soffrono di emicrania hanno avuto un calo più rapido dei livelli di estrogeni durante la fase luteale rispetto ai controlli; tuttavia, questo declino non è sempre stato accompagnato da un attacco di emicrania, suggerendo che si tratta di un fattore di suscettibilità che può facilitare l'emicrania se innescato da altri fattori (cambiamento del sonno, stress o altri fattori scatenanti individuali). Le donne che avevano emicrania prima della menopausa erano le uniche per le quali un calo dell'apporto di estrogeni esogeni era associato all'insorgenza dell'emicrania, suggerendo una suscettibilità innata ai cambiamenti ormonali nelle persone affette da emicrania. I livelli di estradiolo sono risultati significativamente più alti nei ragazzi non obesi con emicrania, secondo uno studio recente (così come l'evidenza clinica di deficit di androgeni). È stato dimostrato che l'estrogeno aumenta la sensibilità alla depolarizzazione della diffusione corticale e alle risposte del sistema trigeminovascolare negli studi sugli animali. Le emicranie con aura sono più comuni nelle donne in gravidanza o che usano la contraccezione ormonale o la terapia ormonale sostitutiva.

Sebbene gli estrogeni abbiano ricevuto la massima attenzione, anche altri ormoni, come il progesterone e il testosterone, possono svolgere un ruolo nell'emicrania. Gli ormoni circolanti (come estrogeni, progesterone e testosterone) possono entrare nel cervello perché sono molecole lipofile. La loro funzione principale è quella di agire come mattoni nel sistema nervoso, dove alla fine vengono convertiti in neurosteroidi. Poiché l'allopregnanolone (un derivato del progesterone e del pregnenolone) è il progesterone attivo a livello centrale nel sistema nervoso centrale e poiché inibisce l'eccitabilità neuronale migliorando l'attività del gaba, questo meccanismo è importante per il progesterone (come modulatore del recettore del gaba). Si pensa che l'astinenza da progesterone spieghi l'epilessia catameniale perché abbassa la soglia convulsiva nei modelli animali di epilessia. Come nell'epilessia, l'emicrania può essere causata da una corteccia iperattiva. Si ritiene che il progesterone abbia un effetto neuroprotettivo riducendo la nocicezione nel sistema trigeminovascolare. Nonostante livelli sierici di progesterone simili tra quelli con emicrania e controlli, uno studio pilota trasversale pubblicato di recente ha rilevato che i livelli sierici di allopregnanolone nelle donne con emicrania erano inferiori e questo era inversamente correlato alla durata e alla frequenza dell'emicrania. Questa osservazione può essere associata agli effetti neuroprotettivi dell'allopregnanolone, che può ridurre l'infiammazione neurogena nei pazienti con emicrania (che può, a sua volta, contribuire alla sensibilizzazione centrale e alla cronificazione).

Tuttavia, il ruolo del testosterone nell'emicrania è poco conosciuto. Gli impianti sottocutanei di testosterone hanno ridotto la gravità del mal di testa in uno studio pilota prospettico su donne (pre e post-menopausa) con emicrania (episodica vs cronica, non specificata). È importante sottolineare che ci sono importanti limitazioni a questo studio, incluso il fatto che la popolazione di pazienti presentava sintomi da carenza di androgeni, non c'era un gruppo di controllo (grado di effetto placebo sconosciuto) e l'esito era una valutazione dell'intensità del mal di testa (scala a 5 punti) piuttosto che la valutazione a intervalli della frequenza del mal di testa (mhds) o l'uso di uno strumento validato per misurare il cambiamento dopo un intervento terapeutico (hit-6, midas). Danazolo (un androgeno) è stato utilizzato in un piccolo studio e i risultati hanno mostrato una diminuzione dell'"emicrania ormonale" (emicrania mestruale). Gli uomini con emicrania cronica hanno livelli di testosterone più bassi rispetto ai controlli, secondo una recente ricerca pilota osservazionale prospettica. Il testosterone può ridurre la gravità dell'emicrania abbassando la depolarizzazione della diffusione corticale, aumentando la serotonina, mantenendo il flusso sanguigno cerebrale ed esibendo proprietà neuroprotettive e antinfiammatorie. Nello studio olandese sulle donne transgender che assumono terapia ormonale (antiandrogeni ed estrogeni), sono stati riscontrati alti tassi di emicrania con aura, che è in linea con quanto osservato nelle donne cisgender che assumono una terapia sostitutiva con estrogeni.

Ormonale e cgrp

Poiché i trattamenti acuti e preventivi per l'emicrania mirati al cgrp sono diventati più ampiamente disponibili, le connessioni tra cgrp e ormoni sessuali sono state studiate in modelli animali. Studi recenti hanno dimostrato che i recettori degli estrogeni possono influenzare la produzione di cgrp e la segnalazione dei recettori nel sistema trigeminovascolare e che questi effetti sono influenzati dalle fluttuazioni cicliche dei livelli di estrogeni. L'evidenza sperimentale sugli animali suggerisce che l'eccitabilità e la sensibilizzazione della via cgrp è influenzata dagli estrogeni e che l'attivazione del sistema cgrp varia con il ciclo estrale. Vasodilatazione neurogena mediata dal recettore degli estrogeni indotta dall'estradiolo e depolarizzazione diffusa nelle cortecce di ratto. Questa sensibilità è aumentata nelle femmine sane quando i livelli di estrogeni sono bassi, come dimostrato da un modello sperimentale di rilascio di crgrp dai neuroni sensoriali nel derma in risposta alla capsaicina. Le risposte delle persone che soffrono di emicrania sono state più intense di quelle delle persone che non soffrono di emicrania, ma non sono cambiate nel corso del ciclo mestruale di una donna. Coerentemente con ricerche precedenti che mostravano che una riduzione degli estrogeni è associata al rischio di emicrania, ciò mostra una risposta cgrp più elevata nei malati di emicrania e un'influenza degli estrogeni sul cgrp. Oltre ai cambiamenti ciclici degli estrogeni, l'inizio delle mestruazioni è accompagnato da un aumento dei livelli di prostaglandine che innescano il rilascio di mediatori neuroinfiammatori come la sostanza

P, neurochinine e cgrp. Questa interazione tra ormoni e cgrp si riflette nel fatto che sia la gravidanza che la menopausa, fasi caratterizzate da cambiamenti negli ormoni sessuali, sono collegate a cambiamenti nel cgrp circolante.

Interazioni ormonali e progressione tipica dell'emicrania

Gli ormoni possono svolgere un ruolo nelle differenze nell'insorgenza e nella prevalenza dell'emicrania tra i sessi e le diverse fasi della vita. Per i bambini di età inferiore alla pubertà, la prevalenza nell'arco di un anno è simile per i ragazzi e le ragazze di età compresa tra 9 e 10 (2-5%) e da 10 a 12 (4-5%). Questa tendenza si interrompe durante il periodo della pubertà. La prevalenza è in aumento sia tra i ragazzi che tra le ragazze, anche se l'aumento tra le ragazze è più pronunciato (6% contro 4%). Non vi è alcuna diminuzione della prevalenza una tantum dell'emicrania nelle donne. Sia gli uomini che le donne sperimentano un picco nella prevalenza dell'emicrania tra i 35 ei 50 anni, e successivamente un graduale declino; tuttavia, il decorso naturale dell'emicrania tende ad essere più coerente negli uomini. L'influenza ormonale è ulteriormente suggerita dal fatto che almeno il 20% delle donne con emicrania soffre anche di emicrania associata al ciclo mestruale e che i sintomi dell'emicrania cambiano (di solito in meglio) durante la gravidanza e la menopausa. Le donne che soffrono di emicrania mestruale possono avere maggiori probabilità che il mal di testa si calmi durante la gravidanza e poi peggiori dopo la perimenopausa. I ricercatori ritengono che i cambiamenti nei livelli di estrogeni e progesterone, in particolare gli episodi più frequenti e più lunghi di astinenza da estrogeni, svolgano un ruolo nell'innescare la perimenopausa. La frequenza dell'emicrania sembra diminuire dopo la menopausa.

Le emicranie sono più comuni e disabilitanti nelle donne e alcune statistiche suggeriscono che anche le persone transfemminine sperimentano una maggiore prevalenza di emicrania. Per ottenere una comprensione più completa dell'emicrania nei pazienti GM, sono necessari ulteriori studi epidemiologici. I sintomi dell'emicrania e le condizioni associate sembrano differire tra i sessi. Queste differenze sono spesso attribuite a differenze negli ormoni sessuali che si sviluppano durante lo sviluppo. L'estrogeno regola aspetti della patogenesi dell'emicrania, come la depolarizzazione della diffusione corticale, l'attivazione trigeminovascolare e la segnalazione di cgrp, sia nei modelli animali che umani. I cambiamenti ormonali causano uno spostamento nell'incidenza dell'emicrania durante l'adolescenza e le donne hanno emicranie sia lievi che gravi in momenti diversi durante la gravidanza e la menopausa.

- **Emicrania associata alle mestruazioni**

Fino a quando non saranno condotti ulteriori studi e convalide, i criteri diagnostici per l'emicrania mestruale rimarranno nell'appendice ichd-3. Gli attacchi di emicrania che si verificano solo durante il periodo perimestruale (prima e durante le mestruazioni) sono chiamati "emicrania mestruale pura", mentre "emicrania associata al ciclo mestruale" include attacchi perimestruali e altri tipi di emicrania. Queste definizioni sono sufficienti a causa del raro verificarsi di attacchi tipici dell'emicrania episodica. Un malato di emicrania cronica può, tuttavia, sperimentare un attacco durante la fase perimestruale, adattandosi così ai criteri per l'emicrania associata al ciclo mestruale. Tuttavia, studi diversi possono utilizzare criteri diversi per definire l'emicrania mestruale, rendendo difficile trarre conclusioni coerenti sulla prevalenza della condizione o persino fare confronti tra gli studi. Le stime di prevalenza sono influenzate anche dalla popolazione in studio. Le stime della prevalenza dell'emicrania nella popolazione generale vanno dal 18 al 25%, mentre nelle cliniche per il mal di testa la prevalenza dell'emicrania mestruale (senza aura) è del 22-70%. Negli studi che riportano una maggiore prevalenza, i criteri per definire l'emicrania mestruale sono generalmente meno rigorosi. Gli effetti collaterali dei contraccettivi orali complicano ulteriormente le cose perché i mal di testa sono comuni durante la settimana senza placebo/ormone e possono essere unici da mal di testa che si verificano durante cicli mestruali non influenzati dagli ormoni.

Numerosi studi hanno dimostrato che gli attacchi di emicrania perimenstruale sono più gravi, invalidanti e di lunga durata rispetto ad altri tipi di attacchi di emicrania, e che sono anche meno reattivi al trattamento e hanno maggiori probabilità di essere accompagnati da sintomi tra cui sensibilità agli stimoli e nausea. Ma attualmente non ci sono trattamenti approvati dalla FDA per l'emicrania che si verifica durante il periodo perimestruale. Scoprire trattamenti efficaci a breve termine per coloro che soffrono di emicrania episodica è una priorità assoluta. Gli individui con emicrania episodica ed emicrania mensile dovrebbero valutare la frequenza, l'intensità e il carico generale di malattia quando decidono se iniziare la profilassi dell'emicrania. La profilassi perimestruale a breve termine dovrebbe essere affrontata in aggiunta alla terapia acuta o preventiva. L'uso off-label di frovatriptan per evitare attacchi perimenstruali è comune e supportato da alcuni dati (iniziato pochi giorni prima dell'inizio previsto delle mestruazioni e continuato durante le mestruazioni). Naratriptan e zolmitriptan sono altri due triptani preventivi a breve termine. La discussione seguente si concentra sull'uso dei contraccettivi ormonali nel trattamento dell'emicrania mestruale.

TOS e contraccettivi orali.

Tuttavia, c'è una carenza di informazioni sull'efficacia dei trattamenti ormonali per l'emicrania, come i contraccettivi orali (ocps) e la terapia ormonale sostitutiva (hrt) nelle donne in postmenopausa, nonostante il legame fisiopatologico tra ormoni ed emicrania. Ci sono alcune prove a sostegno dell'uso della contraccezione continua a basso dosaggio di estrogeni, che riduce al minimo le fluttuazioni degli estrogeni, o di regimi che limitano il calo degli estrogeni (a 10 ug), che scatena l'emicrania, nel caso in cui standard acuto e i trattamenti preventivi per l'emicrania mestruale continuano a essere inefficaci. I malati di emicrania che avevano anche l'aura non sono stati inclusi negli studi di valutazione dell'efficacia dei contraccettivi orali a regime continuo per il trattamento dell'emicrania mestruale a causa della controversia sull'uso di contraccettivi contenenti estrogeni. L'emicrania con aura è correlata a un rischio due volte maggiore di ictus ischemico, anche dopo aver aggiustato per altri fattori di rischio. I contraccettivi orali con estrogeni sono sempre stati considerati una cattiva idea per le persone che soffrono di emicrania con aura (che può aumentare il rischio di ictus). Approcci alternativi (solo progestinico, dispositivi intrauterini) sono preferiti se utilizzati esclusivamente per la contraccezione. Questa affermazione, tuttavia, è stata contestata da alcuni che hanno riesaminato le prove e le hanno trovate carenti. Quando i livelli di estrogeni erano più alti (nel 1975), è stato pubblicato il primo rapporto di un'associazione tra ocps e rischio di ictus (ad esempio, 100-150 ug di mestranolo, la dose popolare per la contraccezione orale negli anni '60 e '70). Il rischio di ictus sembra essere dose-dipendente, senza alcuna correlazione osservata tra il rischio più basso e i dosaggi più bassi in ricerche recenti. Al giorno d'oggi, solo circa 1 contraccettivo orale su 100 ha i 50 ug necessari di etinilestradiolo. Inoltre, sia una meta-analisi di molti studi negli Stati Uniti che un'indagine su larga scala hanno scoperto che i farmaci a basso dosaggio non aumentavano il rischio di ictus. La frequenza delle aure è un fattore nella valutazione del rischio insieme alla dose di estrogeni. Il rischio di ictus ischemico aumenta in proporzione al numero di volte in cui si verifica un'aura. Conclusione: chi soffre di emicrania che ha l'aura dovrebbe evitare se possibile l'ocps contenente estrogeni, ma un approccio più personalizzato richiederà dati sulla frequenza dell'aura e sulla dose di estrogeni. Un'altra opzione è la terapia ormonale sostitutiva che non prevede l'assunzione di pillole. L'uso continuo di un anello vaginale contenente una dose modesta di etinilestradiolo (15 ug/24 h) ha abbassato la frequenza dell'aura e migliorato l'emicrania mestruale in > 90% dei partecipanti a un'analisi retrospettiva basata sulla clinica di individui con emicrania con aura e mestruazioni intrattabili-emicrania correlata.

I risultati dei pochi studi condotti su hrt ed emicrania durante la menopausa erano incoerenti. Mancano informazioni per le donne di età superiore ai 50 anni perché la maggior parte degli studi che valutano il rischio di ictus nell'emicrania con aura sono stati condotti su persone più giovani. Uno studio ha esaminato il legame tra terapia ormonale sostitutiva e ictus ischemico nelle donne con emicrania e non ne ha trovato alcuna evidenza; tuttavia, lo studio mancava di dettagli importanti sulla terapia ormonale sostitutiva utilizzata (tipo, dose e via). Gli estrogeni transdermici a basse dosi possono ridurre gli sbalzi di estrogeni legati all'insorgenza dell'emicrania e alleviare i sintomi vasomotori della menopausa senza aumentare significativamente il rischio di ictus. Tuttavia, anche l'aumento del rischio di nuove emicranie con aura e il peggioramento delle emicranie esistenti sono stati collegati a dosi elevate di estrogeni orali. La terapia ormonale sostitutiva deve essere interrotta se un'emicrania esistente peggiora o se si sviluppa una nuova emicrania con aura.

Terapia ormonale per affermare il genere e alleviare l'emicrania

La frequenza e la compromissione dell'emicrania non sono adeguatamente studiate in relazione alla terapia ormonale di affermazione del genere (gaht). Non tutte le persone gm prendono gaht; gli ormoni, se presenti, che una persona decide di utilizzare per ottenere la propria affermazione di genere è una decisione personale. Un singolo studio italiano ha esaminato come gaht ha influenzato il dolore in 47 donne transgender e 26 uomini transgender, concentrandosi sul mal di testa come endpoint del dolore. Delle 14 donne transgender che si sono lamentate del dolore in corso, 3 hanno affermato che il loro mal di testa è iniziato dopo aver iniziato a gaht, mentre 2 hanno affermato che il loro è iniziato prima di iniziare a gaht ma è peggiorato dopo aver iniziato. La maggior parte dei pazienti (10) ha riportato mal di testa prima di iniziare il gaht, con risposte diverse dopo l'introduzione del testosterone: miglioramento in sei, nessun cambiamento in tre e peggioramento in uno. Sebbene la causa specifica del mal di testa nelle persone transgender non sia determinata da questo studio, descrive in dettaglio le esperienze delle donne transessuali che soffrono di questa condizione, tra cui fotofobia e fonofobia, nonché le esperienze dei transessuali che hanno una storia familiare di mal di testa. Inoltre, non è chiaro se e come gli interventi chirurgici di affermazione del genere influiscano sulla frequenza e sull'intensità degli attacchi di emicrania.

La gestione basata su gaht dell'emicrania nei pazienti transgender si basa fortemente sul consenso a causa della scarsità di dati. I livelli di estrogeni dovrebbero essere monitorati per assicurarsi che rimangano entro i normali parametri fisiologici e livelli costanti di estrogeni sono particolarmente critici per le persone transfemminine. Le emicranie nella transmascolinità sono state collegate a variazioni di estrogeni causate da un'attività ovarica persistente, anche in assenza di mestruazioni. Il medrossiprogesterone acetato intramuscolare può aiutare in questa situazione. Gaht può interagire con i trattamenti di profilassi dell'emicrania, in particolare con i farmaci antiepilettici, quindi è importante essere consapevoli di questa possibilità. I farmaci usati per trattare l'epilessia, come il topiramato e l'acido valproico, possono interferire con il metabolismo degli estrogeni, dei progestinici e del testosterone inibendo la via del cyp 3a4. Sebbene ciò possa avere implicazioni per l'assistenza clinica dei pazienti transgender, gli unici studi che descrivono questa connessione provengono da popolazioni cisgender. Terapia di affermazione del genere che è sia salvavita che richiesta dal punto di vista medico. Il paziente e il prescrittore di cure di affermazione del genere dovrebbero lavorare insieme per modificare il trattamento dell'emicrania o la formulazione/tipo di gaht se c'è preoccupazione per una potenziale interazione.

Persone transgender e trattamento dell'emicrania

Le persone transgender richiedono cure mediche specializzate oltre ai test diagnostici e ai trattamenti standard per l'emicrania. I custodi devono essere consapevoli dei rischi associati a gaht. La policitemia secondaria, un effetto collaterale di farmaci mascolinizzanti come il testosterone, può causare mal di testa e aumentare la probabilità di aura emicranica. Quando si tratta di ormoni femminili, la ricerca suggerisce che l'assunzione di dosaggi maggiori di estrogeni per via orale può aumentare il rischio di trombosi venosa, ictus e malattie cardiovascolari. Inoltre, il ciproterone acetato può causare tumori della ghiandola prolattina e delle meningi se assunto in quantità eccessive. A causa della gravità dei rischi coinvolti, è essenziale prestare attenzione ai fattori scatenanti del mal di testa secondari. La valutazione del rischio si basa sui dati della comunità delle donne cisgender, ma mancano informazioni sul rischio di ictus ischemico nelle donne transgender con emicrania che usano la terapia estrogenica.

I fornitori possono anche notare un aumento dell'emicrania e dell'aura emicranica nelle pazienti che assumono farmaci femminilizzanti a causa degli effetti fisiopatologici degli estrogeni sul sistema trigeminovascolare e della depolarizzazione della diffusione corticale. Ci sono alcune indicazioni che i maschi transgender abbiano una minore incidenza di emicrania, sebbene l'effetto del testosterone sull'emicrania non sia stato completamente studiato. Studi preclinici suggeriscono che le azioni anti-nocicettive e antinfiammatorie del testosterone possono derivare dalla sua capacità di inibire la depolarizzazione diffusa dei neuroni nella corteccia.

L'emicrania con aura è associata a un rischio elevato di ictus ischemico nei pazienti transgender che assumono farmaci contenenti estrogeni; pertanto, i medici dovrebbero incoraggiare i pazienti a ridurre al minimo l'uso di sigarette e gestire altri fattori di rischio vascolare per ridurre questo rischio (diabete, ipertensione e iperlipidemia).

Problemi di disuguaglianza sanitaria, stato socioeconomico e bias di ricerca

L'incidenza, la prevalenza e gli esiti dell'emicrania sono influenzati da determinanti strutturali e socioeconomici della salute, proprio come lo sono per altri disturbi neurologici. Sebbene un'analisi approfondita delle disuguaglianze dell'emicrania sia al di fuori dello scopo di questa recensione, questo articolo si concentrerà sui modi in cui sesso e genere sono solo due delle molte identità personali e sociali che possono influenzare la prevalenza e la gravità dell'emicrania. L'idea di intersezionalità è cruciale in questo processo. L'intersezionalità è l'esperienza di numerose forme di oppressione dovute all'appartenenza a diverse minoranze sociali. Per quanto ne sappiamo, non ci sono studi intersezionali sull'emicrania episodica. Precedenti ricerche hanno dimostrato che ci sono significative lacune razziali/etniche, socioeconomiche e di orientamento sessuale nella prevalenza delle emicranie auto-riferite. L'accesso a un trattamento efficace del mal di testa è influenzato anche da fattori socioeconomici e di genere. Un editoriale del 2006 ha affermato che il fatto che gli uomini abbiano meno probabilità di cercare cure per il mal di testa e abbiano meno probabilità di essere diagnosticati con emicrania è in parte dovuto al marketing farmaceutico rivolto alle donne, che a sua volta crea ostacoli per il trattamento del mal di testa. Per ampliare questi studi e comprendere l'impatto dei determinanti sociali della salute nuovi e contemporanei, sono necessari ulteriori studi.

La precedente giustificazione per l'utilizzo di modelli animali prevalentemente maschili di emicrania era la riduzione dell'impatto dei vari ormoni sessuali sui risultati, nonostante il fatto che l'emicrania sia più comune nelle donne. Al contrario, le partecipanti di sesso femminile sono sovrarappresentate negli studi clinici sull'uomo, limitando l'estrapolazione alla percentuale ancora significativa di maschi che soffrono di emicrania. I finanziamenti degli istituti nazionali per la salute per lo studio del sesso come variabile negli studi sia sugli animali che sull'uomo si sono ampliati, offrendo nuove alternative per l'esplorazione futura.

Cronico

Questo mal di testa si verifica almeno 15 volte al mese da oltre tre mesi. Almeno otto giorni al mese, soffri di emicrania.

emiplegico

Questa parola si riferisce alla paralisi che colpisce solo un lato del corpo.

Una debolezza temporanea (meno di 72 ore) su un lato del corpo è causata dall'aura che accompagna questi mal di testa. I sintomi di un'aura di solito scompaiono dopo 24 ore.

Non ci sono danni permanenti ai nervi, ma i sintomi sono abbastanza simili a quelli di un ictus.

Non provare ancora a fare il dottore! Cerca assistenza medica di emergenza se manifesti sintomi compatibili con un'emicrania emiplegica e assicurati che la causa non sia un ictus.

Mal di testa sottile

In effetti, l'emicrania può verificarsi anche se non senti alcun dolore alla testa. Un'emicrania silenziosa è il tipo più diffuso di emicrania.

Il precursore più evidente di questa forma di emicrania è l'aura. Ci sono diversi sintomi di emicrania, inclusa la nausea. Da venti a trenta minuti è un intervallo comune.

Emicrania addominale cronica

Un tipo di emicrania in cui il dolore ha origine nello stomaco piuttosto che nel cervello. Alcuni dei segni includono:

- Dolore al corpo
- Nausea
- Una diminuzione dell'appetito
- Vomito

L'emicrania nell'addome può colpire gli adulti. Tuttavia, tendono ad avere un impatto sui giovani che soffrono di emicrania o che hanno parenti stretti che lo fanno.

Le cause di queste condizioni sono sconosciute alla comunità medica. Tuttavia, hanno molte delle stesse cause dell'emicrania regolare. E i farmaci per l'emicrania sono davvero efficaci per alleviare il dolore.

Mestruale

Nella maggior parte dei casi, iniziano due giorni prima delle mestruazioni di una donna e terminano tre giorni dopo. L'emicrania può manifestarsi in modo diverso per donne diverse in diversi momenti del mese, ma le emicranie associate alle mestruazioni sono spesso mal di testa senza aura.

Oculare (o retinico)

Raramente una persona soffre di questo tipo di emicrania. Provoca cambiamenti nella visione, come percepire i colori dove non esistono, vedere luci lampeggianti o diventare ciechi da un occhio. L'emicrania che segue la cecità temporanea dovrebbe essere tipica. Esistono, tuttavia, condizioni significative che possono causare un'improvvisa perdita della vista in un occhio; se noti cambiamenti nella tua vista, dovresti consultare immediatamente un medico.

Vestibolare

La vertigine è un sintomo comune di un'emicrania di questo tipo. La durata di questa sensazione di rotazione può variare da minuti a ore.

Condizione di mal di testa nota come stato emicranico

Lo stato emicranico è caratterizzato da dolore che dura più di tre giorni. Alcuni farmaci e l'interruzione di altri possono innescarlo.

Questo tipo di emicrania può causare forti dolori e nausea, rendendo potenzialmente necessario il ricovero in ospedale. In questa circostanza, è indispensabile ricevere assistenza immediatamente.

Attacchi di emicrania caratterizzati da palpebre cadenti

Se avverti dolore o debolezza nella zona dell'occhio, dovresti consultare immediatamente un medico. È possibile che la causa di questi strani sintomi sia l'emicrania oftalmoplegica (oggi chiamata nevralgia), oppure potrebbe essere qualcosa di più grave. L'emicrania oftalmoplegica può causare visione doppia, palpebre cadenti e altri disturbi visivi e spesso durano per una settimana.

Se stai riscontrando uno dei seguenti problemi, non esitare a consultare un medico:

• Variazione del tipo di emicrania, della frequenza dell'emicrania o dell'intensità dell'emicrania.

Sintomi come:

- Un mal di testa persistente che peggiora con il tempo

- Un mal di testa doloroso e fastidioso dovuto a tosse eccessiva, starnuti, chinarsi o sforzarsi in bagno.

- Se pensi di dover andare al pronto soccorso, considera queste situazioni:

- Se hai mai avuto un forte mal di testa che si è manifestato all'improvviso, si qualifica.

- Dolore alla testa dopo un colpo alla testa

- Perdita di coscienza a causa di un trauma cranico

- Mal di testa e/o temperatura corporea elevata

- Disorientamento o amnesia

- Debolezza o incapacità di muoversi

- Crisi

- cambio di prospettiva

- Vista ridotta.

Capitolo 5

Teorie sul dolore emicranico

Storicamente, si credeva che i sintomi dell'emicrania fossero causati da variazioni del flusso sanguigno al cervello. Molti ricercatori sul mal di testa ora riconoscono che i cambiamenti nel flusso sanguigno e nei vasi sanguigni possono non causare mal di testa, ma possono contribuire ad essi.

Poiché la nuova tecnologia e la ricerca hanno aperto la strada a una conoscenza più approfondita, l'attuale comprensione del disagio dell'emicrania si è spostata per concentrarsi sulla causa principale del problema. Oggi è generalmente accettato che le sostanze chimiche e gli ormoni, come la serotonina e gli estrogeni, abbiano spesso un ruolo nella sensibilità al dolore dei pazienti con emicrania.

Una componente dell'ipotesi del dolore emicranico suggerisce che il dolore emicranico sia causato da onde di attività delle cellule cerebrali. Questi fanno sì che i neurotrasmettitori come la serotonina restringono le arterie del sangue. La serotonina è un neurotrasmettitore necessario per la trasmissione delle cellule nervose. Può causare costrizione dei vasi sanguigni in tutto il corpo.

Quando i livelli di serotonina o estrogeni fluttuano, alcune persone sperimentano emicrania. I livelli di serotonina possono avere un impatto su entrambi i sessi, mentre i livelli di estrogeni hanno effetto solo sulle donne.

I livelli di estrogeni fluttuano naturalmente durante la vita di una donna, aumentando durante gli anni riproduttivi e diminuendo successivamente. Le donne mestruate sperimentano fluttuazioni mensili dei livelli di estrogeni. La correlazione tra l'emicrania nelle donne e la fluttuazione dei livelli ormonali può spiegare perché le donne sono più suscettibili all'emicrania rispetto ai maschi.

Alcuni studi indicano che quando i livelli di estrogeni aumentano e successivamente diminuiscono, possono verificarsi contrazioni dei vasi sanguigni. Ciò si traduce in un dolore lancinante. Secondo altri studi, la carenza di estrogeni rende i nervi del viso e del cuoio capelluto più suscettibili al dolore.

Cosa causa spesso l'emicrania?

Chi soffre di emicrania può essere in grado di individuare i fattori che sembrano scatenare i sintomi. Alcuni esempi di possibili cause includono:

• tensione e altri sentimenti

• fattori biologici e ambientali, come fluttuazioni ormonali o esposizione a luce o odori

• affaticamento e alterazioni del ritmo del sonno di una persona

• luci abbaglianti o lampeggianti

• cambiamento climatico

• cibi e bevande specifici

La società americana del mal di testa sostiene di tenere un diario del mal di testa per registrare i fattori scatenanti. Portare queste informazioni all'attenzione del tuo medico gli consente di trovare soluzioni per la gestione del mal di testa.

Capitolo 6

Diagnosi di emicrania

Diverse persone tentano di curare l'emicrania da sole, il che può comportare il trascorrere molte ore in una stanza buia e tranquilla tentando di gestire il dolore e altri sintomi con farmaci da banco. La malattia può rimanere non curata per anni, privando così l'individuo di un trattamento adeguato.

Sebbene alcuni individui usino i termini "emicrania" e "mal di testa" in modo intercambiabile, un'emicrania è più di un semplice mal di testa. In realtà, è un disturbo neurologico. Un mal di testa è in genere uno dei sintomi di un episodio di emicrania, che include anche anomalie visive, nausea e vertigini.

Se si verificano frequenti mal di testa e altri sintomi di emicrania, potrebbe essere il momento di cercare una diagnosi. Nella maggior parte dei casi, il tuo medico di base può valutare i tuoi sintomi e determinare il trattamento più efficace, ma in alcuni casi potresti essere inviato da un neurologo.

Dopo aver ricevuto una diagnosi di emicrania, puoi iniziare il trattamento necessario.

Importa che tipo di mal di testa o emicrania ho?

Chi soffre di emicrania può anche sperimentare vari tipi di mal di testa, che possono richiedere una strategia terapeutica diversa.

Ad esempio, il mal di testa da tensione può reagire a modifiche dello stile di vita e trattamenti alternativi. È anche possibile sperimentare altri tipi di mal di testa, come il mal di testa da tensione, in concomitanza con l'emicrania.

Una diagnosi corretta influenzerà il modo in cui viene trattata. L'emicrania mestruale o correlata alle mestruazioni, ad esempio, può essere innescata da fluttuazioni ormonali durante il ciclo mensile di una donna. In determinati giorni del mese, per trattare questo tipo di emicrania possono essere utilizzati farmaci preventivi (un trattamento inteso a prevenire o ridurre al minimo l'intensità di un attacco) o una compressa contraccettiva quotidiana che può ridurre gli sbalzi ormonali.

Quanto devono essere frequenti o gravi i miei mal di testa prima di cercare una diagnosi?

Gli individui che soffrono di emicrania una o due volte al mese e sono in grado di controllarla con farmaci da banco come l'ibuprofene hanno la possibilità di cercare un trattamento aggiuntivo.

Se si verificano mal di testa più di quattro volte al mese e influenzano negativamente la qualità della vita, dovresti prendere in considerazione la possibilità di ottenere una diagnosi e un trattamento per l'emicrania." Anche quelli con attacchi di emicrania meno frequenti, forse una o due volte al mese, che sono abbastanza invalidanti da bisogno che saltino un'intera giornata di lavoro o che stiano a letto tutto il giorno dovrebbero cercare una diagnosi e una terapia medica.

Capitolo 7

Emicrania acuta

Gli attacchi di emicrania grave sono chiamati acuti. Le emicranie acute sono comunemente trattate nei pronto soccorso degli ospedali. Circa il 3% delle visite annuali al pronto soccorso negli Stati Uniti sono per mal di testa. Ci sono prove che il trattamento di questa condizione in PS con oppioidi aumenti la probabilità di visite future, ricoveri e soggiorni in PS.

Le emicranie acute sono spesso trattate con oppioidi al pronto soccorso, nonostante le raccomandazioni pubblicate raccomandino una gestione non oppioide.

Nel corso di 14 mesi, ci sono state 1.222 visite al pronto soccorso per emicrania acuta e nel 35,8% di tali visite sono stati somministrati oppioidi. Le prescrizioni di oppioidi per l'emicrania acuta sono state scritte per una mediana di 7 giorni (intervallo interquartile 4-20 giorni) a una dose giornaliera media di 22,5 mm, secondo un altro studio che analizza i dati sui sinistri medici per assicurati privati nel 2017.

frequenza delle prescrizioni

Nel 36% dei casi, ai pazienti del pronto soccorso di età inferiore ai 25 anni che presentavano emicrania è stata somministrata una prescrizione di oppioidi.

L'abuso di sostanze si verifica troppo frequentemente e con troppi farmaci.

Dose di 22,5 mm nel corso di 7 giorni

Gli oppioidi vengono spesso somministrati per 7 giorni a un dosaggio mediano di 22,5 mm per l'emicrania acuta.

Per chi soffre di emicrania, le migliori opzioni di trattamento includono i triptani (almotriptan, eletriptan, frovatriptan, naratriptan, rizatriptan, sumatriptan [spray orale, nasale, iniettabile, cerotto transcutaneo], zolmitriptan [spray orale e nasale] e diidroergotamina (spray nasale, inalatore) (livello a).

Sono utili (livello a) terapie non specifiche come paracetamolo, farmaci antinfiammatori non steroidei (FANS; aspirina, diclofenac, ibuprofene e naprossene), oppioidi (spray nasale butorfanolo), sumatriptan/naprossene e paracetamolo/aspirina/caffeina.

Diversi trattamenti per l'emicrania acuta hanno dimostrato di essere efficaci. I medici devono considerare l'efficacia farmaceutica, i potenziali effetti collaterali e gli eventi avversi correlati ai farmaci quando prescrivono farmaci acuti per l'emicrania. Gli oppioidi come il butorfanolo, la codeina/paracetamolo e il tramadolo/paracetamolo possono essere utili, ma non dovrebbero essere usati regolarmente.

La mancanza di prove che dimostrino l'efficacia e la preoccupazione per gli effetti collaterali subacuti oa lungo termine suggeriscono che la morfina e l'idromorfone iniettabili dovrebbero essere evitati come terapia di prima linea.

Il pronto soccorso deve somministrare metoclopramide, proclorperazina e sumatriptan sottocutaneo per via endovenosa agli adulti con emicrania acuta se soddisfano i criteri per questi trattamenti.

Capitolo 8

Emicrania nei bambini

Se un bambino di età inferiore ai 12 anni si presenta con mal di testa e uno o più sintomi "bandiera rossa", dovrebbe essere indirizzato a un professionista il prima possibile, come da linee guida dell'Istituto nazionale per la salute e l'eccellenza dell'assistenza (bello). La diagnosi e il trattamento rapidi della patologia intracranica, come un tumore al cervello, dovrebbero essere possibili al più tardi entro poche ore.

A volte è difficile dire se un bambino ha un'emicrania. Nonostante l'assenza di segni esterni di trauma come sangue, lividi, febbre o ossa rotte, l'agonia può essere grave.

Il 60% dei giovani ad un certo punto ha mal di testa. Inoltre, oltre il 10% dei giovani soffre del dolore e della disabilità dell'emicrania. L'emicrania è un disturbo neurologico debilitante che può colpire chiunque in qualsiasi momento.

I bambini possono sperimentare l'emicrania in modo simile agli adulti, anche se i sintomi possono sembrare diversi. Quando i genitori hanno una solida conoscenza della condizione, sono più preparati ad aiutare il loro bambino ad affrontare i fattori scatenanti e ad esplorare le opzioni di trattamento.

Quali segni e sintomi dovrebbero cercare i genitori in un bambino con emicrania?

Come puoi sapere se tuo figlio ha un'emicrania o solo un normale mal di testa? Segni e sintomi variano da persona a persona. Tuttavia, se ti ritrovi ad annuire in accordo con una delle seguenti affermazioni, è possibile che il mal di testa di tuo figlio sia dovuto all'emicrania e dovresti farlo controllare.

L'emicrania in genere causa dolore alla testa da moderato a grave. Sono possibili anche mal di testa unilaterali e palpitanti. D'altra parte, questo non è quasi mai il caso dei giovani. In altri casi, possono avere un disagio bilaterale continuo che è tipicamente, ma non sempre, situato nelle tempie o nell'area appena sopra gli occhi. I sintomi tra cui nausea, vomito, sensibilità alla luce e sensibilità ai suoni sono più comuni nei giovani dopo le aggressioni, ma durano molto meno tempo.

Alcuni bambini si lamentano anche di vertigini, visione offuscata e difficoltà a concentrarsi.

Quando inizia un episodio, alcuni bambini hanno un forte mal di stomaco.

Il mal di testa è abbastanza forte che il bambino dovrà saltare la scuola e altri impegni (o impedisce loro di dare il meglio quando svolge quelle attività).

In casi estremamente rari, la depressione o l'irritabilità di un bambino potrebbero essere il risultato dell'emicrania.

Alcuni giovani vedranno un'aura prima che inizi l'emicrania. Le aure sono una forma di disturbo visivo, sebbene possano anche compromettere la parola o indurre intorpidimento al viso e alle braccia.

La frequenza degli attacchi di emicrania può essere utilizzata per classificare ulteriormente la condizione. Coloro che soffrono di emicrania episodica hanno una frequenza mensile di mal di testa inferiore a 15 giorni in media. Chi soffre di emicrania cronica soffre in media di mal di testa per più di 15 giorni al mese.

Perché i bambini hanno l'emicrania?

C'è una probabilità del 50-75% che un bambino possa sviluppare emicrania se uno o entrambi i genitori lo fanno. Se le generazioni più giovani conoscono la storia medica della loro famiglia, soprattutto se si tratta di emicrania, hanno maggiori possibilità di ricevere una diagnosi precoce e accurata.

La maggior parte dei casi di emicrania nei bambini e negli adolescenti si verifica senza alcun preavviso. Non è stata colpa loro se sono stati attaccati, sia per aver fatto o non aver fatto nulla. Nella maggior parte dei casi, è così che si manifesta la condizione. Ci sono chiari fattori scatenanti per le aggressioni di alcuni bambini. Ci sono alcuni fattori comuni che influenzano un gran numero di persone, ma ogni persona ha il proprio set di fattori scatenanti. I fattori precipitanti comuni includono il tempo, la pressione barometrica, i cambiamenti ormonali, le commozioni cerebrali, i traumi cerebrali traumatici e lo stress (sia positivo che negativo).

Le donne sono più inclini a soffrire di emicrania e il loro primo attacco spesso coincide con le mestruazioni. Questo disturbo colpisce il triplo delle femmine rispetto ai maschi. Nonostante la loro importanza, il ruolo degli ormoni nell'emicrania è poco conosciuto.

Quando si tratta di giovani, come determiniamo se hanno un'emicrania?

Il mal di testa del bambino può essere emicrania, ma non è possibile fare una diagnosi con un esame del sangue o una scansione (ecografia, TC, radiografia o risonanza magnetica). L'unico metodo con cui il medico può scoprire il motivo del mal di testa di tuo figlio è parlare con tuo figlio delle specifiche del suo mal di testa, della sua risposta ai trattamenti attuali e precedenti, della sua storia familiare e di come il suo mal di testa influisce sul suo funzionamento quotidiano e qualità della vita.

La maggior parte dei bambini e degli adolescenti che soffrono di emicrania non traggono beneficio dall'imaging. Ma ci sono momenti in cui è meglio fare una risonanza magnetica. Quando un bambino ha meno di tre anni e soffre di mal di testa, l'imaging può essere utile se il bambino appare con un nuovo tipo di cefalea grave, mostra sintomi correlati al mal di testa, inclusi problemi di vista o di deglutizione e mostra debolezza o cambiamenti nell'andatura. I risultati dell'esame fisico di un paziente possono aiutare un medico a decidere se è necessaria una risonanza magnetica. Determina se e quando un bambino con emicrania necessita di imaging.

I bambini spesso sviluppano preoccupazioni dopo aver appreso che soffrono di emicrania poiché la malattia non è familiare. Preparati per le domande di tuo figlio sull'emicrania.

Quali trattamenti ci sono per l'emicrania pediatrica?

Numerosi approcci sono in genere utilizzati nella gestione dell'emicrania dei bambini. In generale, allevare bambini sani è benefico. La maggior parte dei medici inizierà informando le famiglie dei pazienti sui cambiamenti dello stile di vita potenzialmente utili per affrontare il mal di testa. I metodi che contribuiscono a questo obiettivo includono mantenere un programma di sonno regolare, prevenire la fame tra i pasti, aumentare il proprio livello di attività fisica, bere molta acqua e controllare i propri livelli di stress.

Un'altra parte del trattamento dell'emicrania pediatrica è trovare farmaci antidolorifici efficaci che possono essere somministrati ai bambini non appena manifestano i primi sintomi. La medicina acuta è come la chiamiamo. Ottenere sollievo dal dolore entro un'ora è un obiettivo comune, così come tornare alle normali attività il prima possibile.

Se un bambino ha più attacchi ogni settimana, il medico può prescrivere medicinali aggiuntivi per ridurre la gravità e la frequenza degli attacchi. Farmaci come amitriptilina e topiramato, nonché vitamine e minerali come magnesio e riboflavina, vengono talvolta somministrati come misure profilattiche nel corso di diversi mesi.

Cosa possono fare i genitori per aiutare il loro bambino che continua a soffrire di emicrania?

Prendersi cura di un bambino che soffre di emicrania richiede una comunicazione costante e aperta per garantire che tutti siano sulla stessa lunghezza d'onda e che il bambino riceva la giusta terapia.

L'emicrania di tuo figlio potrebbe causare difficoltà scolastiche, come dimostrano le frequenti assenze e i voti bassi. Il ruolo dei genitori è fondamentale. Tieni d'occhio i voti e la frequenza di tuo figlio e parla al personale scolastico della sua emicrania. Gli insegnanti e gli infermieri scolastici di tuo figlio potrebbero saperne di più sull'emicrania e su come accogliere gli studenti che ne soffrono con il tuo aiuto.

Se tuo figlio soffre di emicrania, dovresti incoraggiarlo a essere schietto con i suoi amici. Questo può sembrare molto da chiedere, soprattutto ai bambini più grandi, ma a lungo termine sarà per il meglio. Scopri come aiutare tuo figlio a gestire le situazioni sociali, le attività extrascolastiche e le routine quotidiane quando soffre di emicrania.

L'American Migraine Foundation lavora per alleviare la sofferenza delle persone che soffrono di emicrania. Le informazioni e le notizie più aggiornate sull'emicrania pediatrica possono essere trovate sul sito delle risorse centralizzate dell'AMF. Se hai bisogno di aiuto per trovare un dottore, usa il nostro strumento Trova un dottore. Come gruppo, siamo tenaci come un'emicrania.

Il mal di testa nei bambini è lo stesso degli adulti, anche se i sintomi specifici possono variare. Il dolore di un'emicrania in un adulto spesso dura almeno quattro ore, ma in un bambino può attenuarsi prima.

Soprattutto nei bambini più piccoli che non sono in grado di comunicare i propri sintomi, può essere difficile determinare il tipo di mal di testa in un bambino a causa della distinzione dei sintomi. Tuttavia, sembra esserci una correlazione tra la prevalenza di sintomi specifici e fattori demografici.

Spesso si verificano mal di testa causati dall'emicrania

• Dolore alla testa che pulsa o pulsa

• Dolore che peggiora con il movimento

• Nausea

• Vomito

• Dolore alla pancia

•Superiori sensibilità alla luce e al suono

Anche i bambini possono avere l'emicrania. I bambini piccoli che non sono in grado di esprimere la loro angoscia attraverso le parole possono piangere o oscillare avanti e indietro.

Attacchi di emicrania innescati dalla tensione

Il mal di testa da tensione può derivare da una varietà di fattori.

Dolore che non peggiora con l'attività; rigidità asimmetrica da lieve a grave nei muscoli della testa e del collo.

Nausea e vomito sono effetti collaterali comuni dell'emicrania.

I bambini più piccoli potrebbero ritirarsi dal gioco regolare e voler fare un pisolino di più. I mal di testa causati dalla tensione persistono in genere tra 30 minuti e diversi giorni.

Mal di testa che arrivano a grappoli

Il mal di testa a grappolo nei bambini di età inferiore ai 10 anni è piuttosto insolito. Nel complesso, essi: Di solito si verificano in gruppi di cinque o più, con frequenza che varia da una volta ogni due giorni a otto mal di testa al giorno.

Includere singhiozzi, congestione, naso che cola, irrequietezza o preoccupazione e durare meno di tre ore. Il dolore è intenso e lancinante, ed è su un lato della testa.

I professionisti chiamano emicrania e cefalea tensiva che si verificano più di 15 volte al mese "cefalea cronica quotidiana" (cdh). L'uso eccessivo di farmaci antidolorifici, in particolare quelli da banco, può portare a CdH. Anche infezioni e lievi ferite alla testa sono possibili cause di questa condizione.

Quando dovrei vedere un medico?

Sebbene la maggior parte del mal di testa sia innocua, dovresti visitare immediatamente un medico se tuo figlio presenta uno dei seguenti sintomi:

Sveglia il tuo bambino addormentato

Declino o aumento di occorrenza

Scolpisci tuo figlio in una nuova persona.

Se qualcuno è ferito, soprattutto se prende un colpo alla testa, è importante prestare il primo soccorso.

Alterazioni della vista o vomito persistente

Spesso accompagnato da febbre alta, dolore al collo o rigidità

Se sei preoccupato per il mal di testa di tuo figlio o hai domande, è meglio parlare con il medico.

Infezioni e malattie I comuni fattori scatenanti della cefalea infantile includono raffreddore, influenza, infezioni dell'orecchio e problemi ai seni. Il mal di testa è un raro sintomo di meningite o encefalite.

Shock alla testa

Ottenere una protuberanza o un livido può causare mal di testa. Se tuo figlio è caduto o è stato colpito alla testa con forza, anche se la maggior parte delle ferite alla testa sono lievi, dovresti portarlo immediatamente in ospedale. Inoltre, se il mal di testa di tuo figlio persiste dopo un trauma cranico, è importante consultare un medico.

Effetti sul cuore e sull'anima

Lo stress e l'ansia, causati da problemi con amici, insegnanti o genitori, possono portare a mal di testa nei bambini. I bambini depressi possono soffrire di mal di testa, soprattutto se hanno difficoltà a riconoscere le proprie emozioni di tristezza e solitudine.

Tratti comportamentali che corrono in famiglia

Il mal di testa e l'emicrania tendono ad essere ereditari. I nitrati, un conservante alimentare che si trova in pancetta, mortadella e hot dog, e l'additivo alimentare msg sono stati entrambi collegati a un aumento dei disturbi del mal di testa. La caffeina, che si trova in bevande come bibite gassate, cioccolato e bevande sportive, è un altro potenziale fattore scatenante del mal di testa.

Potenziali minacce

In generale, i mal di testa possono colpire qualsiasi bambino, anche se sembrano verificarsi più frequentemente in:

- Donne quando colpiscono il menarca

- Esiste un rischio maggiore di mal di testa ed emicrania nei bambini che hanno una storia familiare di questi disturbi.
- Adolescenti nella tarda adolescenza

Prevenzione

Quanto segue può aiutare a prevenire il mal di testa o a ridurne la gravità nei bambini:

Adotta delle routine sane.

Se tuo figlio pratica abitudini sane, potrebbe evitare futuri mal di testa. Dormire a sufficienza, mantenere la routine di esercizio, mangiare pasti e spuntini sani, bere almeno otto bicchieri d'acqua ogni giorno e ridurre il consumo di caffeina sono tutti esempi di scelte di vita sane.

Diminuisci le tue preoccupazioni

Lo stress e un'agenda fitta possono aumentare la probabilità che tu soffra di mal di testa. Fai attenzione ai segnali che indicano che tuo figlio potrebbe soffrire di stress, come un rallentamento a scuola o avere problemi a fare amicizia. Parlare con un terapeuta potrebbe essere utile se sospetti che il mal di testa di tuo figlio sia il risultato di ansia o depressione.

Tieni un registro dei tuoi mal di testa.

Tenere un taccuino può essere utile per identificare l'origine del mal di testa di tuo figlio. Tieni traccia di quando è iniziato il mal di testa, quanto è durato e cosa ha aiutato.

Prendi nota di come tuo figlio risponde agli antidolorifici che gli dai.

Se tieni un diario del mal di testa per tuo figlio, potresti avere informazioni sui suoi sintomi ed essere più attrezzato per adottare misure preventive.

Sbarazzati delle cose che ti fanno venire il mal di testa.

Fai del tuo meglio per stare lontano da qualsiasi potenziale causa di mal di testa, come la caffeina. Tenere un diario del mal di testa per tuo figlio ti aiuterà a capire cosa scatena la sua emicrania.

Fai come ti dice il tuo medico. Se tuo figlio soffre di forti mal di testa quotidiani che causano una significativa compromissione della vita quotidiana, il suo medico può raccomandare una medicina profilattica. Se assunti a intervalli regolari, alcuni farmaci, come antidepressivi, anticonvulsivanti e beta-bloccanti, possono ridurre la frequenza e la gravità del mal di testa. Il mal di testa nei bambini è lo stesso degli adulti, anche se i sintomi specifici possono variare. Il dolore di un'emicrania in un adulto spesso dura almeno quattro ore, ma in un bambino può attenuarsi prima.

Soprattutto nei bambini più piccoli che non sono in grado di comunicare i propri sintomi, può essere difficile determinare il tipo di mal di testa in un bambino a causa della distinzione dei sintomi. Tuttavia, sembra esserci una correlazione tra la prevalenza di sintomi specifici e fattori demografici.

Anche i bambini possono avere l'emicrania. I bambini piccoli che non sono in grado di esprimere la loro angoscia attraverso le parole possono piangere o oscillare avanti e indietro.

I bambini più piccoli potrebbero ritirarsi dal gioco e cercare più sonno. I mal di testa causati dalla tensione persistono in genere tra 30 minuti e diversi giorni.

Il mal di testa a grappolo nei bambini di età inferiore ai 10 anni è piuttosto insolito. Nel complesso, essi: Di solito si verificano in gruppi di cinque o più, con frequenza che varia da una volta ogni due giorni a otto mal di testa al giorno. Essere localizzato su un lato della testa, durare meno di tre ore e sentirsi come una combinazione di spilli e aghi e un forte mal di testa.

Se sei preoccupato per il mal di testa di tuo figlio o hai domande, è meglio parlare con il medico.

Il mal di testa di tuo figlio potrebbe essere causato da una serie di fattori. Esempi di questo sono:

Infezioni e malattie I comuni fattori scatenanti della cefalea infantile includono raffreddore, influenza, infezioni dell'orecchio e problemi ai seni. Il mal di testa è un raro sintomo di meningite o encefalite.

Capitolo 9

EMIGRANA E STRESS

A differenza del mal di testa, non è ampiamente riconosciuto che l'emicrania abbia una causa. Tuttavia, ci sono fattori scatenanti riconosciuti, come lo stress.

La società americana del mal di testa riferisce che lo stress è un fattore scatenante dell'emicrania in circa 4 casi su 5. Un altro potenziale fattore scatenante dell'emicrania è stato scoperto come rilassamento dopo un periodo di forte stress.

Cosa rivelano gli studi?

Gli scienziati ipotizzano che i livelli di serotonina nel cervello possano fluttuare a causa dell'emicrania. La serotonina aiuta a controllare il dolore.

I ricercatori pensano che ancor più dello stress in sé, rilassarsi dopo periodi di intenso stress possa causare emicrania. L'effetto "deludente" è il nome dato a questo. Alcuni sostengono che questo effetto sia correlato ad altre malattie, tra cui l'influenza o il raffreddore.

Segni e sintomi di emicrania

È probabile che all'inizio avrai i sintomi dello stress prima dei sintomi dell'emicrania. I tipici segni di stress includono:

- Stomaco inquieto
- Tensione scheletrica
- Irritabilità
- Fatica
- Un dolore al petto
- Battito cardiaco veloce
- Depressione e tristezza
- Assenza di desiderio sessuale

Un giorno o due prima dell'emicrania stessa, i sintomi possono iniziare a comparire. Lo stadio prodromico è quello che viene chiamato. Questi potrebbero essere i segni di questa fase:

- ❖ Fatica
- ❖ Voglie di cibo
- ❖ Cambiamenti d'umore
- ❖ Rigidità del collo
- ❖ Stipsi
- ❖ Spesso sbadigliando

Un'emicrania con aura è una condizione che alcune persone soffrono dopo la fase prodromica. Le aure possono interferire con la vista. Può anche causare problemi con il movimento, la parola e le sensazioni in alcune persone, come ad esempio:

Osservare punti luminosi, forme o luci lampeggianti

Formicolio al viso, alle braccia o alle gambe

Avere difficoltà a parlare

Perdita della vista transitoria

La fase di attacco di un mal di testa è quando il dolore si manifesta per la prima volta. Se non trattati, i sintomi dell'attacco possono estendersi da poche ore a pochi giorni. I sintomi di ogni persona sono di intensità diversa.

Alcuni segni potrebbero essere:

Una sensibilità alla luce e al suono

Sensibilità aumentata al tatto e all'olfatto

Mal di testa pulsante nella parte anteriore, posteriore, alle tempie o su uno o entrambi i lati della testa

Nausea

Vomito

Vertigini

Sensazione di vertigini o a disagio

La fase postdromo è l'ultima fase. Potrebbe portare a sbalzi d'umore che vanno dall'euforia e una sensazione molto allegra alla stanchezza e alla sensazione di stanchezza. È anche possibile un sordo mal di testa. In genere, questi sintomi durano 24 ore.

Come fermare l'emicrania causata dallo stress

I farmaci vengono utilizzati nel trattamento dell'emicrania per alleviare i sintomi e fermare ulteriori attacchi. Trovare misure per ridurre lo stress ti aiuterà a evitare ulteriori attacchi se lo stress è ciò che sta scatenando le tue emicranie.

Farmaci

Tra i farmaci usati per trattare il dolore emicranico ci sono:

Antidolorifici Otc, come paracetamolo (aleve, motrin) o ibuprofene (advil, motrin) (tylenol)

Acetaminofene, aspirina e farmaci per l'emicrania da banco contenenti caffeina come excedrin triptani per l'emicrania come rizatriptan, almotriptan e sumatriptan (imitrex) (maxalt) ergot, come cafergot e migergot, che mescolano ergotamina e caffeina.

Se si verificano nausea e vomito insieme a un'emicrania, potrebbe anche essere prescritto un medicinale anti-nausea.

Nel trattamento dell'emicrania grave, i corticosteroidi sono occasionalmente usati con altri farmaci. A causa degli effetti collaterali negativi, si sconsiglia l'uso frequente.

La medicina preventiva può fare al caso tuo se:

Almeno quattro dei tuoi attacchi gravi si verificano ogni mese, attacchi che durano più di 12 ore ti capitano.

I farmaci per alleviare il dolore non ti aiutano.

Attraversi lunghi episodi di intorpidimento o aura.

Per ridurre la frequenza, la durata e l'intensità dell'emicrania, i farmaci preventivi vengono utilizzati quotidianamente o una volta al mese.

Se lo stress è un fattore scatenante riconosciuto dell'emicrania, il medico può consigliare di assumere il medicinale solo durante i periodi di stress estremo, come i giorni prima di una settimana lavorativa impegnativa o di un evento importante.

I farmaci preventivi sono costituiti da:

Il propranololo è un esempio di beta-bloccante. Farmaci che inibiscono i canali del calcio, come il verapamil (calan, verelan)

Antidepressivi come venlafaxina e amitriptilina (effexor xr)

Antagonisti del recettore cgrp, come erenumab-aooe (aimovig)

Il naprossene (naprosyn), un farmaco antinfiammatorio prescritto, può aiutare a prevenire l'emicrania e ridurne gli effetti.

Tuttavia, è stato scoperto che gli antinfiammatori aumentano il rischio di infarti, ulcere allo stomaco e sanguinamento. Non è consigliabile utilizzarlo frequentemente.

Terapie alternative

Puoi fare alcuni passi per ridurre il rischio di sviluppare un'emicrania a causa dello stress. Queste cose potrebbero anche aiutare a ridurre l'emicrania e i sintomi legati allo stress. Pensa a quanto segue:

Includi tecniche di rilassamento come lo yoga e la meditazione nella tua pratica quotidiana.

Dormi a sufficienza, cosa che puoi fare mantenendo un'ora di coricarsi regolare ogni notte.

Prova a farti un massaggio. Secondo uno studio del 2006, può aiutare a prevenire l'emicrania, abbassare i livelli di cortisolo e ridurre l'ansia.

L'allenamento più spesso riduce lo stress e forse aiuta a prevenire le emicranie deludenti dopo un periodo stressante.

Consulta il tuo medico se hai problemi a gestire lo stress o se scopri che lo stress è un fattore scatenante dell'emicrania. Possono offrire suggerimenti per ridurre lo stress.

Come affrontare lo stress come causa scatenante dell'emicrania

Sarebbe un eufemismo dire che gestire il disagio persistente dell'emicrania è difficile. Quando lo stress è uno dei fattori scatenanti dell'emicrania, queste difficoltà vengono amplificate. Il dolore cronico aumenta lo stress, che a sua volta aumenta il rischio di emicrania. E per finire, se il tuo corpo è abituato allo stress costante, prendersi il fine settimana libero può causare un'emicrania "deludente" quando i livelli di stress diminuiscono improvvisamente. Non esattamente una situazione vantaggiosa per tutti per chi soffre di emicrania.

Stabilisci le tue priorità

Considera le tue priorità e crea due elenchi con i titoli "vita" e "adesso". quali elementi della tua lista sono i più cruciali? Cosa puoi portare via? Quando pianifichi il tuo tempo e assegni le priorità ai tuoi compiti, tieni a mente le cose vitali. Essere costantemente in fuga e concentrarsi su cose che ti rendono infelice non è la strategia ideale per vivere uno stile di vita a basso stress.

Risparmia tempo

Riconosci quando hai bisogno di trovare del tempo per te stesso. Ricorda che le tue esigenze contano e usa il tuo programma in modo difensivo. Pianifica una mezz'ora durante il giorno per te stesso e utilizzala per alzarti e muoverti . Se sei un genitore casalingo, pensa di assumere un'assistente materna o una baby sitter a buon mercato che giochi con i tuoi figli a casa tua durante il giorno in modo da poterti rilassare.

Pianifica le relazioni e il tempo di sviluppo personale

Secondo gli studi, conversare con gli altri riduce lo stress. Pianifica il "tempo insieme" con il tuo partner e fai uno sforzo consapevole per alzarti dal divano e fare qualcosa di divertente. Coinvolgi la tua rete di sostenitori ed estendi il tuo sostegno agli altri. Lo stress può essere immediatamente ridotto aumentando l'interazione interpersonale e dando priorità alle cose che ti rendono gioioso.

Sviluppa la tua comunicazione e assertività

È probabile che tu non faccia sapere alle persone cosa vuoi dalla vita se comunichi passivamente. Puoi ridurre il tuo livello di stress, esprimerti chiaramente, parlare senza arrabbiarti e acquisire maggiore fiducia in te stesso avendo capacità di comunicazione efficaci. Un corso di formazione sull'assertività gratuito può insegnarti come esprimere i tuoi bisogni e desideri.

Hai ottenuto abbastanza sonno

Oltre l'85% dei partecipanti a un recente studio su oltre 200 malati di emicrania ha mostrato una scarsa qualità del sonno clinicamente significativa, che è collegata alla frequenza del mal di testa, alla tristezza e all'ansia.

Strategia di miglioramento del sonno

L'esercizio quotidiano, l'astensione dal cibo e dalla caffeina prima di coricarsi, andare a letto alla stessa ora ogni sera ed evitare i dispositivi da 30 minuti a un'ora prima di coricarsi sono tutti esempi di buona igiene del sonno .

È abbastanza stressante gestire i sintomi dell'emicrania; non è necessario gestire ulteriori variabili esterne. Apportando i cambiamenti necessari nella tua vita, potresti potenzialmente ridurre ulteriori sintomi di emicrania. Inizia subito a muoverti nel modo corretto.

Controlla le tue emicranie e le loro cause.

Per molte persone, lo stress è una causa frequente di emicrania. Considera le strategie per mantenere il tuo posto di lavoro il più possibile privo di stress, se questo è il tuo caso. Le strategie di gestione del progetto e del tempo che distanziano le scadenze e riducono il flusso costante di aggiornamenti dalla posta in arrivo e da altri programmi sono un metodo per farlo. Altre strategie includono mantenere la postazione di lavoro confortevole, installare uno schermo antiriflesso sul computer, acquistare una sedia ergonomica e fare pause periodiche all'aperto. La cosa più importante è tenere un kit di pronto soccorso per l'emicrania sul posto di lavoro. Prepara una bottiglia d'acqua, degli snack, i farmaci per l'emicrania e un impacco freddo sulla fronte.

Fare qualcosa

Dillo al tuo difensore designato non appena inizi a percepire un attacco in arrivo in modo da poter collaborare per portare a termine il piano predeterminato per tornare a casa in sicurezza. Qualunque sia la tua tattica di reazione, si consiglia di assumere i farmaci il prima possibile prima di passare ad altri metodi testati che possono essere particolari per i tuoi sintomi. Prendi un taxi, fatti un passaggio da un amico o dal tuo difensore del posto di lavoro per tornare a casa. Evita di usare i mezzi pubblici e non guidare. Guidare mentre si soffre di un attacco di emicrania può essere piuttosto pericoloso.

Essere depressi, infelici o depressi potrebbe non verificarsi sempre contemporaneamente all'emicrania per alcune persone. In realtà, da tre a quattro su dieci chi soffre di emicrania sarà anche triste. Pertanto, la depressione è piuttosto tipica tra chi soffre di emicrania. Sfortunatamente, questo può rendere più difficile la gestione dell'emicrania.

Ma perché chi soffre di emicrania ha maggiori probabilità di soffrire di depressione? Ecco alcune opzioni:

I tuoi antenati

Poiché l'emicrania e la depressione sono frequenti nelle famiglie, questo può essere un fattore che contribuisce. Tuttavia, non fornisce la storia completa perché non tutti i membri di una famiglia possono soffrire di emicrania o depressione.

Il dolore aumenta il rischio di depressione. Questo sembra logico dato che è facile sentirsi come se le cose non miglioreranno più a lungo e più frequentemente si verificano emicranie. Tuttavia, ci sono alcune persone che erano depresse prima di sviluppare mal di testa, e ci sono altre che hanno sofferto di emicrania da tempo ma non sono depresse.

Come il tuo cervello interpreta i dati. Il tuo cervello non elabora le informazioni esattamente come il cervello di altre persone se soffri di emicrania, depressione o entrambi. Per questo motivo, il medico può raccomandare farmaci per aiutare a ripristinare l'equilibrio mentale. Inoltre, il medico può discutere con te le attività quotidiane e le modifiche allo stile di vita che possono aiutare a ridurre il rischio di sviluppare emicrania e migliorare il tuo umore.

Chiedi al tuo medico se potrebbero essere in grado di aiutarti con il tuo umore e le tue emicranie se sei generalmente giù o non ti piacciono le cose come una volta.

Ti capita mai di provare un forte mal di testa e una mascella dolorante al mattino?

La colpa di questa emicrania potrebbe essere la tua articolazione temporo-mandibolare (ATM) e i muscoli intorno all'articolazione che sono collegati al serraggio e al digrignamento. L'articolazione della mascella inferiore (mandibola) con l'osso temporale è dove si trova l'ATM.

Il serramento, il digrignamento e l'insorgenza o l'innesco di mal di testa sono fortemente correlati. Il clic dell'articolazione, il disagio, il gonfiore, il bloccaggio e la difficoltà a masticare possono essere tutti sintomi di dolore articolare. Inoltre, la schiena, il collo, la testa e le orecchie possono avvertire dolore.

Lo stress è probabilmente un fattore che induce le persone a stringere i denti mentre sono svegli. Ciò si verifica spesso quando le persone sono tese, infastidite o cercano di concentrarsi. Il trauma può occasionalmente causare dolore alla mascella.

La gomma da masticare contribuisce in modo significativo al dolore dell'ATM. La maggior parte delle persone non è consapevole del danno causato dalla costante masticazione delle gomme. L'equivalente di una gomma da masticare tutto il giorno sarebbe l'esecuzione di curl per i bicipiti. Avresti dolore ai bicipiti. Anche la tua mascella sentirebbe l'usura di questa attività senza fine.

Emicrania e sintomi dell'ATM coesistono spesso, rendendo difficile distinguere tra i due. Ognuno può peggiorare l'altra condizione dolorosa. A causa dell'ereditarietà e degli ormoni, le donne hanno maggiori probabilità rispetto ai maschi di provare mal di testa e dolore TMJ.

Il disagio può essere ridotto con l'aiuto di una serie di trattamenti. Le soluzioni più semplici riguardano il cambiamento del proprio stile di vita. Evita di masticarti labbra, guance, matite o unghie. La mascella può essere più stressata anche se tieni semplicemente il telefono sulla testa. Evita di mangiare cibi appiccicosi e croccanti e gomme da masticare. Non consumare una mela intera in un boccone. Panini e hamburger a pezzi. Cerca di non aprire troppo la bocca. Mentre sbadigli, restringi il diametro dell'apertura della bocca. Anche tenere il viso in modo neutro mentre rilassi i denti e tenerli separati potrebbe essere utile. Esercizi che estendono delicatamente la mascella possono migliorare notevolmente il tuo umore.

Non hai alcun controllo sul stringere mentre dormi. Ti stringerai mentre dormi se hai una tendenza a stringere. Per impedirti di stringere o digrignare i denti mentre dormi, i dentisti possono creare apparecchiature stabilizzatrici (stecche e protezioni notturne) solo per te. Si sconsiglia l'uso di apparecchi da banco. Queste soluzioni "fai da te" spesso non producono una vestibilità adeguata e spesso ti fanno stringere di più. Possono anche essere estremamente dolorosi.

Oltre allo stress, potrebbero essere presenti anche altri problemi più gravi, tra cui degenerazione articolare, artrite o infiammazione. Prevenire il peggioramento della malattia dell'ATM è fondamentale.

L'ATM deve essere esaminata se si ha un forte dolore alla mascella al mattino. Una possibile causa del mal di testa mattutino è l'ATM. Tra le 4 e le 9 del mattino, viene registrata quasi la metà di tutte le emicranie. Una normale emicrania mattutina è insolita. I ricorrenti mal di testa mattutini della varietà dell'emicrania sono spesso causati dall'astinenza durante la notte da un medicinale abusato. L'OSA, che è sottodiagnosticata, è un altro fattore che contribuisce.

Russamento ostruttivo (OSA)

Uno degli indicatori rivelatori di OSA è svegliarsi frequentemente con mal di testa e sentirsi non riposati. Le persone che soffrono di apnea notturna sperimentano una grave stanchezza diurna. Russare, mal di testa al mattino, difficoltà di concentrazione, ansia, depressione, pressione sanguigna elevata e reflusso gastrico sono alcuni dei sintomi tipici dell'OSA. L'OSA può colpire persone di qualsiasi taglia, nonostante il tipico malato di OSA sia in sovrappeso. Un polisonnogramma, uno studio del sonno che viene eseguito in un centro del sonno, viene utilizzato per diagnosticare formalmente l'apnea notturna. Dal momento che stanno diventando sempre più accessibili, potresti richiedere uno studio del sonno a casa.

Nell'OSA, le vie aeree superiori sono completamente o parzialmente chiuse durante il sonno. Le pause respiratorie sono causate da vie aeree ristrette, occluse o flosce. Il russare può smettere di dormire su un fianco. Ciò si verifica più frequentemente mentre si è sdraiati sulla schiena. Dormire supini può essere evitato utilizzando diversi tipi di "blocchi del sonno". Anche se la maggior parte di noi russa occasionalmente, non è né normale né salutare farlo frequentemente.

La terapia più tipica per l'OSA grave è una maschera facciale che viene somministrata da un medico. L'applicazione di una pressione positiva continua delle vie aeree è questo dispositivo (cpap). Con il grande gadget e il suo impatto sulla respirazione, molte persone hanno problemi ad addormentarsi. Rispetto alla maschera grande o alla cpap, gli apparecchi dentali per l'avanzamento mandibolare sono spesso più facili da sopportare. Gli apparecchi dentali possono essere ugualmente utili per l'OSA da lieve a moderata.

Implicazioni gravi e gravi per la salute possono derivare da apnea notturna non trattata. Una mancanza di ossigeno al cervello è ripetutamente sperimentata dal paziente, aumentando le possibilità di sviluppare condizioni come malattie cardiovascolari, insufficienza cardiaca congestizia, pressione alta, ictus, diabete, depressione, aumento di peso e obesità. Secondo "science daily", quelli con OSA non trattata hanno il 30% in più di probabilità di morire per infarto o per un altro tipo di malattia cardiovascolare. A causa della morfologia del naso, della bocca e del collo, nonché della loro statura, è probabile che più uomini che donne soffrano di OSA.

Chi vive in zone con inverni rigidi e molta neve apprezza la trasformazione dall'inverno alla primavera. Tuttavia, per la percentuale di emicranici che soffrono anche di asma, raffreddore da fieno o allergie, questo è il periodo dell'anno in cui il mal di testa tende a peggiorare ed è accompagnato dai segni degli allergeni stagionali.

Capitolo 10

Approcci non farmacologici al trattamento del mal di testa nei bambini e negli adolescenti

I disturbi della cefalea sono prevalenti nei bambini e negli adolescenti, colpendo fino all'88% della popolazione pediatrica e adolescenziale, con il 6% che soffre di mal di testa persistenti. Il mal di testa può causare gravi handicap, inclusi giorni di scuola persi e restrizioni sulle attività extrascolastiche come incontri sociali con i coetanei, riunioni di famiglia e sport. In generale, i farmaci antinfiammatori non steroidei (fANS), analgesici e triptani costituiscono il trattamento farmacologico per gli attacchi acuti. Come per gli adulti, per l'efficacia è necessaria una corretta somministrazione, con particolare attenzione alla fornitura di informazioni sul pericolo di mal di testa da uso eccessivo di farmaci. Gli antiepilettici, come il topiramato, sono considerati il trattamento di prima linea per la prevenzione dell'emicrania e alcuni medicinali usati per prevenire l'emicrania negli adulti sono spesso prescritti ai bambini. Effetti collaterali particolarmente rilevanti per bambini e adolescenti includono perdita o aumento di peso, parestesie, rallentamento cognitivo e stanchezza. A causa dell'aumento del rischio di sviluppare la sindrome dell'ovaio policistico e delle potenziali conseguenze teratogene di molte di queste sostanze, le adolescenti devono prestare attenzione. Tuttavia, il trattamento farmacologico non è sempre necessario e i farmaci preventivi non sono la prima linea di difesa nella grande maggioranza dei casi. Negli ultimi anni, i trattamenti non farmacologici per i disturbi della cefalea, principalmente quelli di carattere cognitivo, comportamentale o psicofisiologico, così come la neurostimolazione non invasiva, hanno ricevuto crescente attenzione. In termini di riduzioni della frequenza delle cefalee, i suddetti trattamenti hanno mostrato miglioramenti sostanziali, spesso compresi tra il 35 e il 50%. Tuttavia, la maggior parte degli studi pubblicati sui trattamenti non farmacologici è stata condotta su adulti e le attuali revisioni della letteratura non si sono concentrate in modo significativo sui giovani pazienti con mal di testa. Lo scopo di questa revisione è di aiutare a colmare questa carenza fornendo informazioni attuali su indagini più recenti di approcci non farmacologici al trattamento del mal di testa nei bambini e negli adolescenti.

Tecniche di rilassamento

I suddetti metodi possono prevenire l'emicrania, ma non possono curarli. Ci sono fortunatamente varie scelte terapeutiche non farmaceutiche.

In primo luogo, ci sono tecniche rilassanti. Poiché lo stress è un tipico fattore scatenante dell'emicrania, l'allenamento di rilassamento può essere un trattamento efficace.

Nelle tecniche di rilassamento vengono impiegati la respirazione profonda e il rilassamento muscolare progressivo. Per eseguire esercizi di respirazione profonda, è necessario visualizzare un punto proprio sotto l'ombelico e inspirare in esso, riempiendo lo stomaco di aria. Una volta che l'addome è pieno, espira lentamente tutta l'aria e dovresti iniziare a sentirti più rilassato ad ogni espirazione.

Il rilassamento muscolare progressivo è piuttosto unico. A questo punto, devi spostare la tua attenzione sul respiro. Hai ancora bisogno di fare alcuni respiri profondi ed espirare lentamente, ma questa volta stai conducendo una scansione mentale del tuo corpo.

Ruotando la testa due volte con un movimento circolare e regolare, i pazienti che soffrono di emicrania possono rilassare istantaneamente le aree ristrette. Quindi, fai rotolare le spalle avanti e indietro numerose volte, lasciando riposare i muscoli per diversi minuti ricordando una bella idea.

Questa tecnica può, con la pratica, non solo ridurre la frequenza delle emicranie, ma anche migliorare la gestione dello stress.

Esercizio

L'esercizio fisico è un'altra opzione, sebbene possa essere sia un fattore scatenante dell'emicrania che una terapia, quindi deve essere eseguito in modo appropriato.

I pazienti che soffrono di emicrania non dovrebbero iniziare una routine di esercizi senza prima riscaldarsi per cinque-dieci minuti. Coloro che sono nuovi all'attività fisica dovrebbero iniziare con esercizi facili come lo yoga, le passeggiate e il nuoto fino a quando non si adattano.

Abbassando la tensione, l'esercizio fisico regolare può ridurre la frequenza o l'intensità del mal di testa.

Agopuntura

L'agopuntura prevede l'inserimento da cinque a venti aghi estremamente sottili in vari punti della pelle, che si ritiene ristabiliscano il flusso del qi. Mentre gli aghi sono nel corpo, il praticante può applicare calore e ruotarli delicatamente. Nella maggior parte dei casi, gli aghi vengono lasciati in posizione per 10-20 minuti mentre il paziente si rilassa.

Il dolore è l'indicazione più diffusa per l'agopuntura, poiché migliora gli antidolorifici naturali del corpo e favorisce il flusso sanguigno. La società americana del mal di testa ha recentemente approvato l'agopuntura per l'emicrania e la ricerca indica che l'agopuntura aiuta a ridurre il dolore e la frequenza dell'emicrania.

Sonno

Ultimo ma non meno importante, è essenziale dormire a sufficienza. Chi soffre di emicrania in genere si sveglia affaticato e ha difficoltà ad addormentarsi.

La National Sleep Foundation suggerisce che l'adulto medio dorme tra le 7 e le 9 ore per notte. Gli studi hanno dimostrato una correlazione tra la privazione del sonno e sia la frequenza che la gravità dell'emicrania.

Di conseguenza, molte persone con emicrania soffrono di insonnia, che può portare a un circolo vizioso che contribuisce a ricorrenti mal di testa. Una buona igiene del sonno, come evitare i sonnellini diurni, non mangiare prima di notte e mantenere un orario regolare di coricarsi, può risolvere questo problema.

Le emicranie sono un fastidio persistente, ma l'adozione delle opportune precauzioni può ridurne la frequenza e la gravità. È essenziale che i pazienti si prendano cura di se stessi e si assicurino di dormire e fare esercizio fisico a sufficienza.

Se le emicranie sono persistenti e ricorrenti, i pazienti devono parlare con il proprio medico della combinazione di terapia farmaceutica e non farmacologica. Questi suggerimenti dovrebbero aiutare non solo l'emicrania, ma anche la salute generale.

Trattamenti per il mal di testa

Diversi metodi, tra cui iniezioni intramuscolari cervicali inferiori, blocchi nervosi, iniezioni pericraniche e iniezioni di onabotulinumtoxina (botox), hanno mostrato efficacia nella gestione dell'emicrania. Sebbene il meccanismo d'azione dei trattamenti per il mal di testa sia sconosciuto, è stato dimostrato che questi trattamenti riducono la frequenza e l'intensità dell'emicrania. Tutte queste operazioni possono essere eseguite in clinica e il blocco del ganglio sfenopalatino può essere somministrato a casa secondo necessità.

Se l'emicrania non migliora, potrebbe essere necessario cercare farmaci meno comuni. Esempi sono gli inibitori della monoamino ossidasi, gli stimolanti, gli steroidi e gli analgesici atipici (p. es., la ketamina). Nonostante i rischi e le difficoltà associati a questi farmaci, possono essere utilizzati come parte di una strategia per trasformare il fallimento in successo.

Capitolo 11

Monitorare l'emicrania

Le app per l'emicrania sono un metodo fantastico per monitorare i fattori scatenanti dell'emicrania, comunicare i dati con il medico e tenere un registro completo degli episodi di mal di testa, il che può fornire informazioni aggiuntive sui fattori scatenanti e su come evitarli. Queste app per l'emicrania possono aiutare il medico a valutare il tipo di mal di testa che si verifica e il miglior farmaco efficace identificando i modelli.

L'app di monitoraggio dell'emicrania è più di un semplice strumento intuitivo per monitorare i mal di testa, la loro gravità, durata e fattori scatenanti; ti dà anche accesso al supporto del tuo medico (o del nostro navigatore del mal di testa) e di una comunità di malati di mal di testa anonimi con cui puoi interagire, se lo desideri. I rapporti di facile lettura possono essere condivisi con la famiglia, gli amici e il medico.

Ricevi informazioni quotidiane, come notizie, suggerimenti e ispirazioni, che ti aiuteranno a controllare il mal di testa.

www.ingramcontent.com/pod-product-compliance
Lightning Source LLC
Chambersburg PA
CBHW071323140726
47996CB00005B/1790